Bernd Serexhe

Selbst Sauna und Fitnessraum bauen

Compact Verlag

© 1999 Compact Verlag München
Nachdruck, auch auszugsweise,
nur mit ausdrücklicher Genehmigung
des Verlags gestattet.
Alle Anleitungen wurden sorgfältig
erprobt – eine Haftung kann
dennoch nicht übernommen werden.
Redaktion: Barbara Fellenberg
Umschlaggestaltung: Inga Koch
Druck: Color-Offset GmbH, München
ISBN 3-8174-2213-X
2222135

Vorwort

Ein Wort zuvor

Selbermachen – ein Hobby, das heute für Millionen zur sinnvollen Freizeitbeschäftigung geworden ist. Ob es sich nun um die gemietete Altbauwohnung oder um die eigenen vier Wände handelt, mit etwas Geschick und einer fachmännischen Anleitung lassen sich oft verblüffende Ergebnisse erzielen: bei kleineren Reparaturen, beim Renovieren und Verschönern und beim Um- und Ausbauen.

Und Selbermachen bringt Spaß. Freude an der eigenen Arbeit, deren Ergebnis man Tag für Tag sehen und »bewundern« kann; es spart Geld, mit dem sich langgehegte Wünsche erfüllen lassen, und es macht unabhängig von Handwerkern, auf die man womöglich wochenlang und schließlich vergeblich gewartet hat.

Fachgeschäfte, Heimwerker- und Baumärkte versorgen den Hobby-Handwerker mit allen Werkzeugen und Materialien, die er braucht. Doch richtiges Werkzeug und Begeisterung allein reichen nicht aus. Unerläßlich sind eine gründliche Vorbereitung und Fachkenntnisse, wie eine Arbeit durchzuführen und was dabei zu beachten ist.

COMPACT PRAXIS **Selbst Sauna und Fitnessraum bauen** zeigt, wie man's macht. Mit wertvollen Tips und Tricks, die sich in der Praxis tausendfach bewährt haben. Jeder Arbeitsgang wird ausführlich Schritt für Schritt gezeigt und in Bild und Text erläutert. Übersichtliche Symbole zeigen auf einen Blick, mit welchem Schwierigkeitsgrad, welchem Kraft- und Zeitaufwand Sie bei jedem Arbeitsgang rechnen müssen, welche Werkzeuge Sie brauchen und wieviel Geld Sie durch Ihre eigene Arbeit einsparen können.

Und so stufen Sie sich richtig ein:

Schwierigkeitsgrad 1 – Arbeiten, die auch der Ungeübte ausführen kann. Es ist nur geringes handwerkliches Geschick erforderlich.

Schwierigkeitsgrad 2 – Arbeiten, die einige Übung im Umgang mit Werkzeug und Material erfordern. Es ist handwerklich durchschnittliches Geschick notwendig.

Schwierigkeitsgrad 3 – Arbeiten, die fachmännische Übung erfordern. Überdurchschnittliches Geschick ist erforderlich.

Kraftaufwand 1 – Leichte Arbeit, die jeder bequem erledigen kann.

Kraftaufwand 2 – Arbeiten, die eine gewisse körperliche Kraft voraussetzen.

Kraftaufwand 3 – Arbeiten für kräftige Heimwerker, die keine »Knochenarbeit« scheuen.

Inhaltsverzeichnis

Auf einen Blick

Fachkunde	**6**

Saunabaden ist entspannend und gesund	6
Richtig Saunen will gelernt sein	8
Saunaphasen auf einen Blick	11
Bewährte Saunaregeln	12
Davon ist dringend abzuraten	13

Materialkunde	**14**

Verschiedene Saunatypen	14
Darauf sollten Sie beim Kauf einer Sauna achten	19
Qualitätsmerkmale im Überblick	22
Geeignete Holzarten für den Saunabau	23

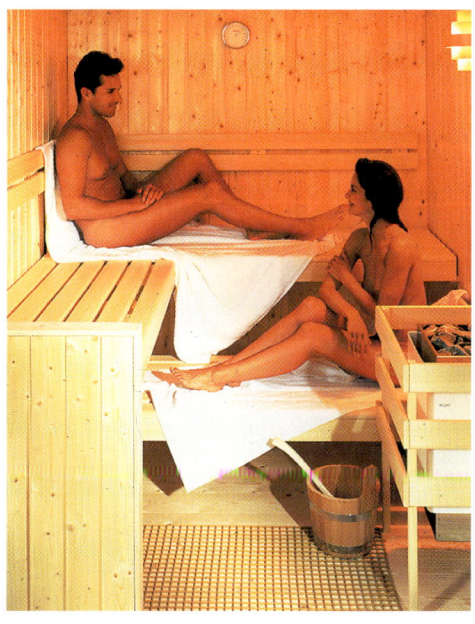

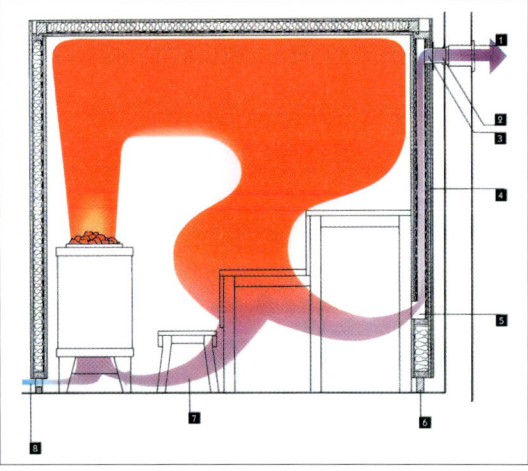

Bodenbeläge	26
Dämmstoffe für Sauna und Fitnessraum	29
Gutes Saunaklima mit dem richtigen Saunaofen	33
Das Steuergerät des Saunaofens	36
Auf die Lüftung kommt es an	37
Innenausstattung – zweckmäßig und hitzebeständig	38
Das Material für Ihre Saunakabine	40

Inhaltsverzeichnis

Werkzeugkunde	**42**
Die wichtigsten Werkzeuge	42
Grundkurse	**44**
Reparaturen und Montage	44
Wasser- und Heizungsrohre dämmen	46

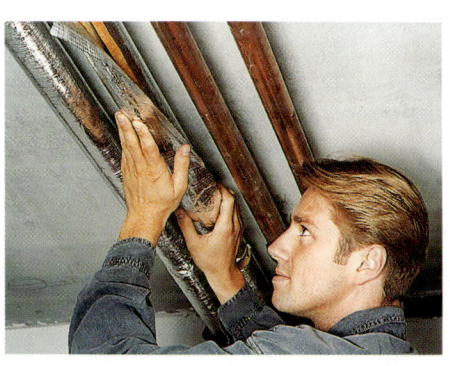

Arbeitsanleitungen	**48**
Die Planung der Saunaanlage	48
Planungsbeispiele	49
Einen Kellerraum für den Kabineneinbau vorbereiten	56
Unterböden vorbereiten	60
Zementestrich verlegen	62
Trockenestrich auf einer Betondecke verlegen	64
Trockenestrich auf Lagerhölzern verlegen	65
Fliesen verlegen	66
Boden verfliesen	68
Fliesen verfugen	69
Fugen und Risse abdichten	70
Eine Fertigteil-Sauna montieren	72
Eine Sauna im Dachgeschoß einbauen	82
Die Planung und Ausstattung Ihres Fitnessraums	88
Sachwortregister	**95**
Abbildungsverzeichnis	**96**

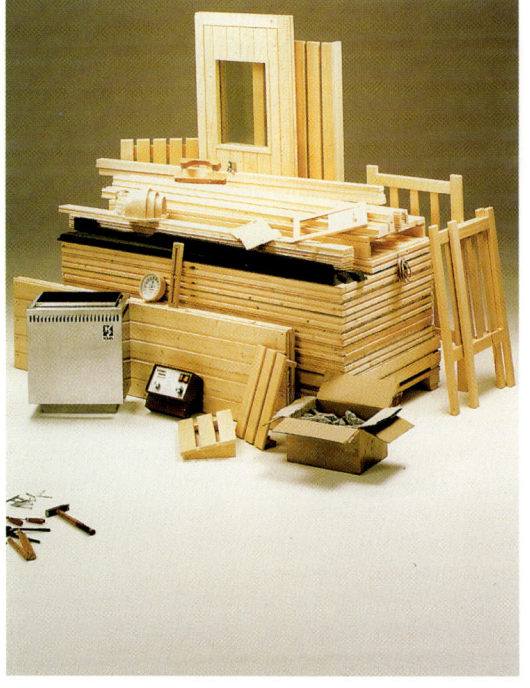

Fachkunde: Finnisches Saunabaden

Saunabaden ist entspannend und gesund

Schon im Altertum gehörte das »Baden« in einem durch heiße Steine stark erhitzten Raum zu den am weitesten verbreiteten Bräuchen der Gesundheitspflege. Man hatte erkannt und erfahren, daß kurzzeitig angewandte, intensive Wärme den Körper wohltuend entspannt und durch das starke Schwitzen von innen heraus wirksam reinigt und entgiftet. Nachdem der Körper bis zu einem gerade noch erträglichen Maß »aufgeheizt« wurde, suchte man zwangsläufig wohltuende Abkühlung in frischer Luft und mit kaltem Wasser.

Die Anwendung dieser Wechselbäder beruht also auf uralten Erfahrungen; ihre gesundheitsfördernde, heilende und leistungssteigernde Wirkung wird heute durch die medizinische Forschung eindeutig bestätigt. Nachdem diese gesunde Badeform seit dem ausgehenden Mittelalter in Mitteleuropa fast ganz in Vergessenheit geraten war, wurde sie hauptsächlich in Finnland weiterentwickelt und verfeinert. Seit etwa 40 Jahren verbreitet sich das »finnische« Saunabaden über die ganze Welt.

Beim finnischen Saunabad herrschen in der Saunakabine aus Holz Temperaturen zwischen 60 und 100 Grad Celsius bei einer möglichst geringen relativen Luftfeuchte von 20 bzw. 5 Prozent. Jeder Saunagang besteht aus zwei Phasen: Während der Aufheizphase wird dem Körper intensive Wärme zugeführt; danach wird der Körper gezielt abgekühlt. Das richtig verstandene Saunabad ist also immer ein Wechselbad.

Um Verwechslungen zu vermeiden, wird an dieser Stelle ausdrücklich darauf hingewiesen, daß in diesem Buch mit dem Begriff »**Sauna**« ausschließlich das »**finnische**« **Saunabad** gemeint ist. Nicht gemeint sind andere, heute mitunter ebenfalls als Sauna bezeichnete Badeformen, wie etwa das »Russische Bad« oder das »Römische Bad« (Dampfsauna). Auch die als »Sauna« angebotenen Plastik-Schwitzkästen, deren Wirkungen keinesfalls denen der finnischen Sauna entsprechen, gehören nicht zu dem hier angesprochenen Themenkreis.

Entspannung, Erholung, Abhärtung, Fitness und Leistungssteigerung sind die wichtigsten Ziele langjähriger Saunabesucher. Dabei stehen »Entspannung und Erholung« an erster Stelle. Tatsächlich gehört das Saunabaden zu den natürlichsten und zugleich wirkungsvollsten Möglichkeiten, um vom Streß des Alltags abzuschalten und die Kräfte zu erneuern.

Der Saunaneuling, der von den wohltuenden Wirkungen des Saunabadens bisher nur durch begeisterte Schilderungen von Freunden und Bekannten wußte und dennoch keine rechte Vorstellung davon hatte, wird schon beim ersten Saunabesuch durch die unerwartet wohltuende, entspannende Wirkung überrascht. Lange bevor er die besonderen gesundheitsfördernden Auswirkungen regelmäßigen Saunabadens am eigenen Körper erfährt.

Am Anfang müssen jedoch meistens einige Vorurteile überwunden werden, die sich bei näherem Hinsehen alle als unbegründet erweisen. So hat Saunabaden als entspannende und gesundheitsfördernde Maßnahme ebensowenig »moralisch Anstößiges« wie beispielsweise Waldlauf oder Tennis. Gegen dieses Vorurteil hilft meistens schon der erste Saunabesuch, während sich andere häufig etwas länger halten: Gepflegte

Fachkunde: Saunabaden zu Hause

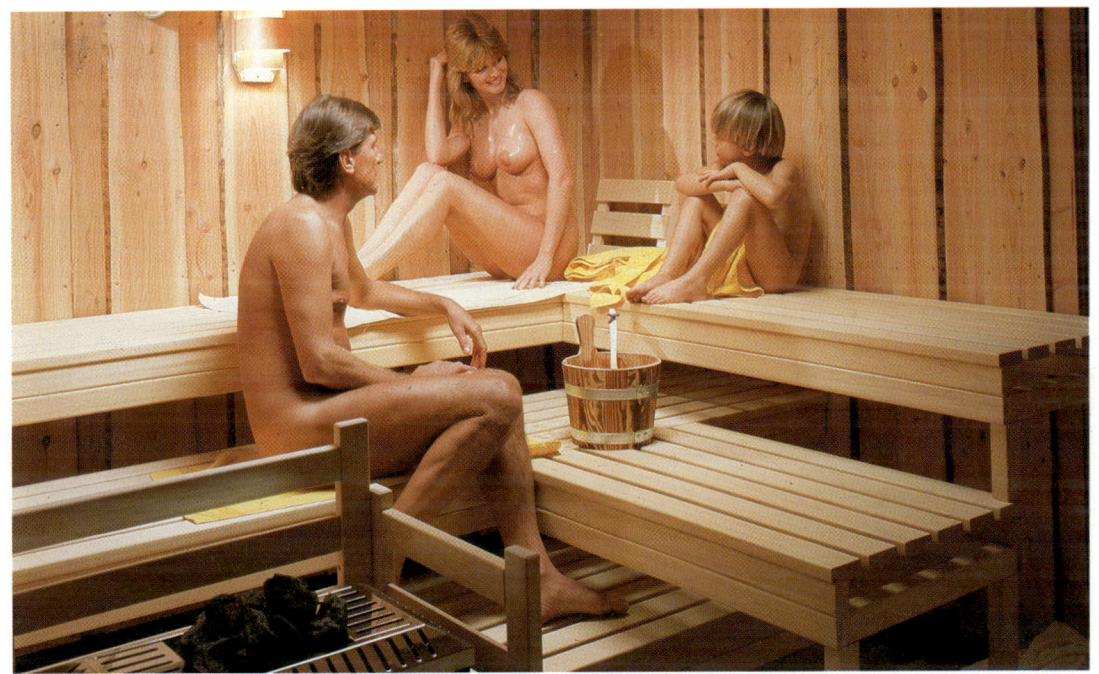

Ein Saunabad ist gesund für die ganze Familie

Saunaanlagen tragen keineswegs zur Verbreitung von Infektions- oder Pilzkrankheiten bei. Ganz im Gegenteil stärkt ein regelmäßiger Saunabesuch allgemein die körpereigenen Abwehrkräfte und schützt somit vor Infekten.

Ein weiterer Bereich der Vorurteile bezieht sich auf die angebliche Überforderung von Herz und Kreislauf durch den Saunabesuch. Hierzu ist festzustellen, daß beim gesunden Menschen Herz- und Kreislauffunktion durch die relativ geringe Belastung eher verbessert und stabilisiert werden. Saunabaden hat demnach besonders günstige Auswirkungen auch für Herz und Kreislauf. Selbstverständlich sollten aber Herz- und Kreislaufkranke vor dem ersten Saunabesuch den Rat ihres Arztes einholen. Es kann dann sein, daß er ihnen sogar ausdrücklich dazu rät, denn viele Herz-Kreislauf-Erkrankungen werden durch Saunen erfolgreich behandelt, ebenso wie rheumatische, asthmatische und nervöse Erkrankungen.

Fachkunde: Verschiedene Phasen des Saunagangs

Richtig Saunen will gelernt sein

Um die wohltuenden Wirkungen des Saunabadens wirklich genießen zu können, muß man sich schon mindestens zwei Stunden Zeit nehmen. Wenigstens während dieser relativ kurzen Zeit sollten Sie sich ganz entspannen. »Abstandnehmen« ist übrigens erlernbar; es kann ganz wesentlich dazu beitragen, den häufigen Streß und die Probleme des Alltags leichter zu bewältigen.

Damit das Saunabad seine wohltuende und entspannende Wirkung voll entfalten kann, wird empfohlen, nach vorangegangenen Streßsituationen vor dem ersten Gang in die heiße Saunakabine erst einmal 15–30 Minuten zu ruhen und richtig »abzuschalten«. Das gilt auch, wenn Sie sich zuvor sportlich betätigt haben.

Vor Beginn des Saunabads sollte man nach Möglichkeit zur Toilette gehen. Anschließend wäscht man sich unter der Dusche mit Seife und trocknet sich dann gründlich ab.

Vor allem das Abtrocknen wird leider oft vernachlässigt, weil »man durch das Schwitzen in der Sauna ja sowieso wieder naß wird«. Die gut abgetrocknete Haut kann aber wesentlich stärker und besser ausdünsten und schwitzen.

Nach der Vorreinigung geht man in die geheizte Saunakabine. Der Aufenthalt in der Hitze sollte etwa **8–12 Minuten**, höchstens jedoch 15 Minuten betragen. Damit es während dieser Zeit auch wirklich zu einer starken Erhitzung des Körpers kommt, setzen (Füße in Sitzhöhe) oder legen Sie sich entspannt auf die mittlere oder die obere Bank. »Dauerschwitzen« auf der unteren Bank belastet Herz und Kreislauf unnötig, ohne mehr Nutzen zu bringen. Die untere Bank wird von den meisten Saunabenutzern nur als Auftritt oder zum kurzen Hinsetzen gegen Ende des Saunagangs benutzt.

Die Dauer der **Aufheizphase** sollte jeweils an das eigene Befinden angepaßt werden. Manche fühlen sich schon nach 8–10 Minuten genügend erhitzt, andere benötigen hierfür mehr Zeit. Sie sollten also nicht zwanghaft jedesmal die 15 Minuten in der Sauna absitzen, sondern immer auf die Reaktionen Ihres Organismus achten.

Diese Regel gilt auch für das Schwitzen, das sich übrigens bei vielen Saunaneulingen erst nach mehreren Saunabesuchen einstellt und sozusagen »geübt« werden muß. Es ist auch völlig unsinnig, immer so lange in der Hitze auszuharren, bis der Körper »patschnaß« ist.

In der trockenen Saunaluft verdunstet viel Schweiß, bevor er überhaupt sichtbar wird. Manche Menschen schwitzen schneller und stärker, andere müßten sich für das gleiche »Schwitzergebnis« länger in der Hitze aufhalten, als es aus gesundheitlichen Gründen gut wäre.

Wer regelmäßig ein bis zweimal in der Woche saunabadet, kennt die Reaktionen seines Körpers in der Sauna so gut, daß er sich bald nach seiner »inneren Uhr« richten kann. Beginnendes leichtes Unwohlsein sollte in jedem Fall als Signal des Körpers ernstgenommen werden. Am besten verlassen Sie dann die Sauna.

Sicherheitstip
Laufen, Kniebeugen, gymnastische Übungen oder gar gezieltes Fitnesstraining sind während des gesamten Saunabads, auch während der Abkühlphase an der frischen Luft, auf keinen Fall angebracht.

Fachkunde: Verschiedene Phasen des Saunagangs

Saunaneulinge schwitzen manchmal recht wenig. Die Erfahrung zeigt, daß ein warmes Fußbad vor dem Betreten der Sauna durch die Erweiterung der Blutgefäße deutlich zu stärkerem Ausdünsten beitragen kann. Viele Saunakenner schätzen den sogenannten **Aufguß** als Höhepunkt des Saunabads: Gegen Ende des Saunagangs wird etwas Wasser auf die heißen Steine im Saunaofen gegossen. Die sofort aufsteigende unsichtbare Dampfwolke schlägt sich in Form von kleinen Wassertropfen auf der Haut nieder. Sie löst ein augenblicklich verstärktes Hitzegefühl und zusätzliches starkes Schwitzen aus. Dabei werden dem Aufgußwasser manchmal ätherische Öle in Form von sogenannten Aufgußkonzentraten zugesetzt, die durch ihren starken Duft zwar als »erfrischend« empfunden werden, auf das Schwitzen jedoch keinen Einfluß haben. Man sollte diese **Aufgußkonzentrate** sparsam und in Absprache mit den anderen Saunabesuchern verwenden. Zu hohe Konzentrationen in der Kabinenluft können unangenehme Reizungen der Nasenschleimhaut bewirken. Das von selbsternannten Kennern praktizierte Aufgießen von Alkohol (Schnaps, Whisky usw.) kann nur als ausgesprochen dumme Unsitte beurteilt werden.

Bevor Sie die Saunakabine verlassen, sollten Sie sich für kurze Zeit wie auf einem Stuhl aufrecht hinsetzen, damit sich die Blutzirkulation allmählich an die senkrechte Haltung anpassen kann. Hierzu muß man wissen, daß sich die Blutgefäße durch die Erwärmung stark erweitert haben. Wenn Sie nun plötzlich aufstehen oder gar von der Bank herunterspringen, kann das Blut in den Unterkörper hinabsacken und Schwindelgefühl oder gar eine Ohnmacht hervorrufen. Deshalb braucht der Körper eine kurze Gewöhnungszeit von 1–2 Minuten in sitzender Haltung.

Auf die Aufheizphase in der heißen Saunakabine folgt die **Abkühlphase**. Sie sollte mit einem **Freiluftbad** beginnen, denn der Körper braucht jetzt dringend Sauerstoff, der am schnellsten über die in frischer Luft abgekühlten Lungen aufgenommen wird.

Am besten gehen Sie hierzu in den Garten, auf die Terrasse oder den Balkon (ersatzweise stellen Sie sich an ein weit geöffnetes Fenster). Keine Angst, man kann sich

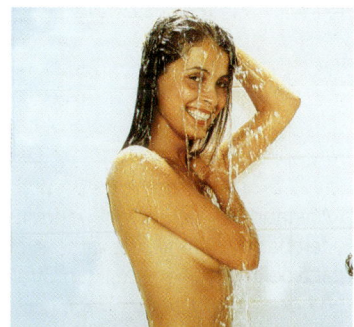
Abkühlung durch die Schwallbrause

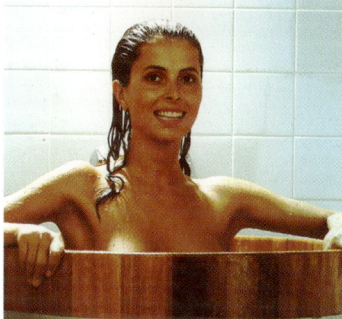
Abkühlung im Tauchbecken

beim Luftbad nicht erkälten oder sich etwa einen »Hexenschuß« holen, wenn man es rechtzeitig beendet, nämlich bevor man fröstelt. Wichtig ist, daß man dabei kräftig ausatmet und wieder ruhig einatmet. Gehen Sie in der frischen Luft ruhig auf und ab. So gewöhnen Sie Ihren Körper langsam an die Umstellung.

Fachkunde: Verschiedene Phasen des Saunagangs

> **Sicherheitstip**
> Die Abkühlung unter der Dusche oder im Freiluftbad ist nach dem Saunen sehr wichtig. Falsch und sehr gefährlich wäre jedoch, direkt nach dem Verlassen der heißen Saunakabine buchstäblich ins kalte Wasser zu springen.

Nach dem Freiluftbad kühlt man den Körper mit kaltem Wasser weiter ab. Die Wasseranwendung sollte grundsätzlich bei den Füßen und Händen beginnen. Erst dann begießen Sie die Beine und Arme, schließlich den Rumpf und den ganzen Körper. Man kühlt also von »herzfern zum Herzen hin«.

Nach den Wassergüssen können Sie noch in das **Kaltwasserbecken** steigen. Durch die starke Abkühlung des gesamten Körpers in diesem Tauchbecken verengen sich die vorher in der Wärme erweiterten Blutgefäße ziemlich rasch.

Das hierdurch verursachte kräftige Ansteigen des Blutdrucks ist für den Kreislauf gesunder Menschen eine hervorragende Übung. Bei Menschen mit niedrigem Blutdruck kommt es zu einer Stabilisierung und Verbesserung des Blutkreislaufs. Hochdruckkranke werden durch das Tauchbad jedoch sehr belastet. Sie sollten sich, den Anweisungen Ihres Arztes entsprechend, mit dem Schlauch oder unter der Dusche langsam und sorgfältig von »herzfern zum Herzen hin« abkühlen und lieber auf das Tauchbad verzichten. Die richtig durchgeführte Abkühlung mit dem Schlauch oder unter der Dusche ist immer Voraussetzung für das Eintauchen ins Tauchbecken.

Nach dem Abkühlen ist es günstig, ein warmes Fußbad zu nehmen. Hierdurch werden die verengten Blutgefäße im gesamten Körper wieder erweitert. Sie empfinden dabei eine wohlige Erwärmung. Gleichzeitig wird die noch im Inneren verbliebene Wärme abgeführt. Wenn Sie wollen, können Sie sich anschließend weiter mit kaltem Wasser kühlen. Die Kaltwasseranwendung sollte jedoch immer mit einem warmen Fußbad (3–5 Minuten) abgeschlossen werden.

Nach der gezielt durchgeführten Abkühlung (sie dauert etwa 8–15 Minuten) kann sich ein zweiter, eventuell ein dritter Saunagang anschließen, die in ihrem Ablauf genauso gestaltet werden wie der erste Saunagang. Achten Sie immer genau auf Ihre Körperreaktionen, denn beim zweiten Saunagang kann der Körper durch die vorangegangene Einstimmung anders reagieren als beim ersten Saunagang. Man sollte sich niemals sklavisch nach bestimmten, angeblich vorgegebenen Zeiten richten, sondern den Organismus nur immer so weit fordern, wie es ihm bekömmlich ist.

Gleiches gilt natürlich auch für die sogenannten **Ruhephasen**. Obwohl Saunabaden bei richtiger, nicht übertriebener Anwendung nicht ermüdend, sondern eher gleichzeitig entspannend und belebend ist, haben manche Saunabesucher zwischen den Saunagängen und insbesondere nach dem letzten Saunagang das Bedürfnis zu ruhen.
Dies hat seinen Grund bei gewohntem und regelmäßigem Saunabaden keineswegs in »Erschöpfung«, sondern vielmehr darin, daß man die den ganzen Organismus durchflutende, wohltuende Ruhe und Entspannung weiter genießen möchte. Auf diese Weise sammelt man Kräfte für die nächsten Stunden und Tage.

Fachkunde: Verschiedene Phasen des Saunagangs

Saunaphasen auf einen Blick

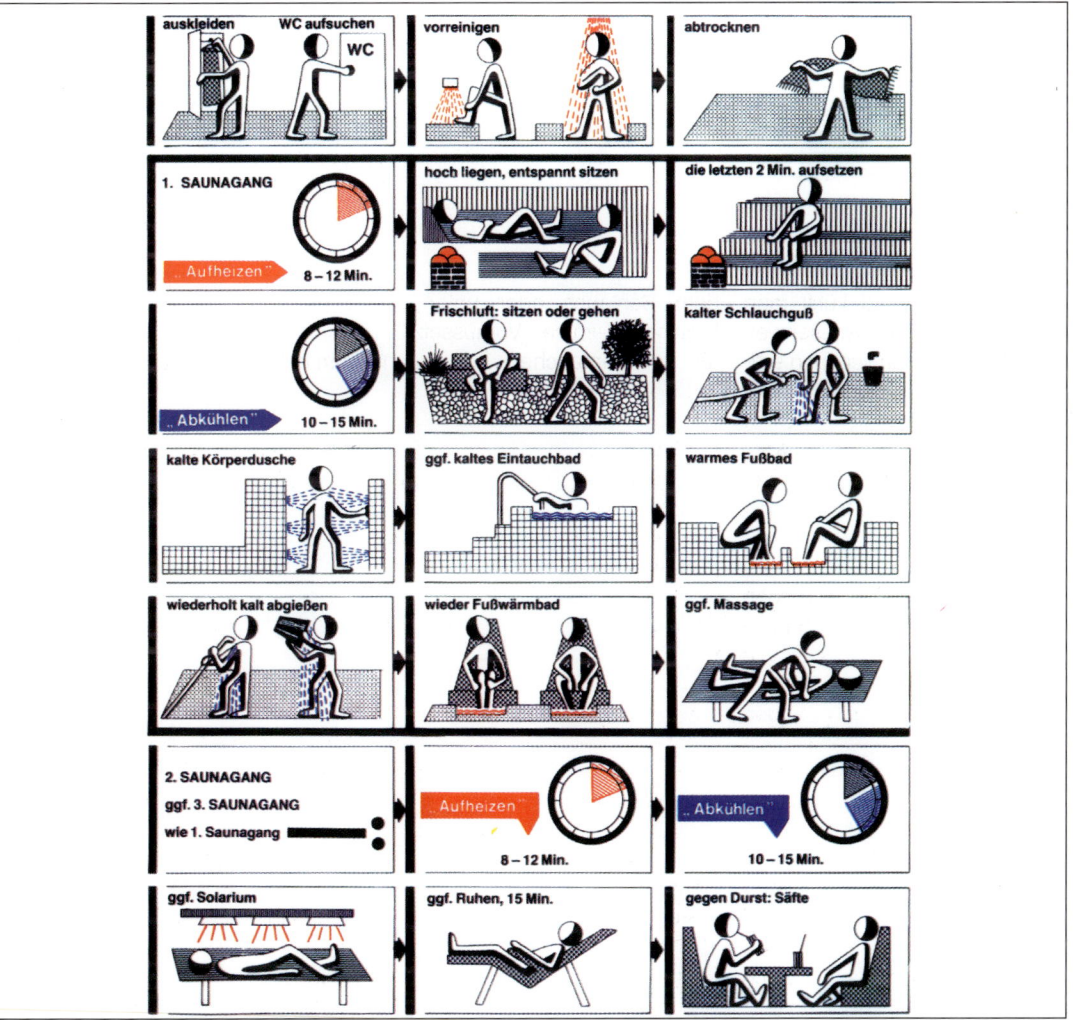

Fachkunde: Saunabaden, aber richtig

Bewährte Saunaregeln

Wie ist es richtig?	Warum?
Beginn Nach Anstrengung und/oder Aufregung 15–30 Minuten Ruhe vor Badebeginn. 1–2 Stunden nach Mahlzeiten baden; evtl. etwas Brot oder Süßes zu sich nehmen. Sorgfältige Körperwäsche, abtrocknen vor Betreten der Sauna.	– Körper muß unbeeinträchtigt auf Wärmereize reagieren können. – Es darf kein Blutzuckermangel bestehen. – Besseres Schwitzen, Hygiene. – Rücksicht auf Mitbadende.
In der Saunawärme Zweite oder dritte Bank liegen oder entspannt sitzen (Füße auf Bank in Sitzhöhe) 8–12 Minuten (maximal 15 Minuten) Wärme. Vor Verlassen der Sauna sich aufsetzen (»wie auf dem Stuhl«).	– »Lieber intensiv, aber kürzer«; schont Herz und Kreislauf. – Zeit genügt zum »Aufheizen« und ausreichenden Schwitzen. – Anpassung des Körpers an senkrechte Haltung (»Orthostase«).
Nach Verlassen der Saunakabine Auf kurzem Wege in das Luftbad, dort herumgehen, Dauer nicht bis zum Frösteln. Abgießen mit Kaltwasser, ohne Druck, von der Peripherie zum Zentrum (= Herzgegend). Wer will bzw. darf: im Tauchbecken (kalt) den ganzen Körper, auf jeden Fall einschließlich Hals kurz eintauchen. Niedersetzen, während des sitzenden Verweilens (4–5 Minuten) warmes Fußbad. Wiederholtes Abgießen (Eintauchen) mit anschließendem Fußwarmbad.	– Lungen benötigen Außenluft, Körper erhält dadurch viel Sauerstoff. – Haut braucht noch Wärme für Kaltwasserreize. – Förderung des Blutrückstromes zum Herzen, vermindert Herzschlagzahl. – Bedeutet kräftige Blutgefäßreaktion, Blutdruck steigt vorübergehend an. – Reflex in der ganzen Haut, Durchblutung steigt. Verweildauer gestattet, daß Wärme von innen an die Haut zurückströmt. – Entfernt die aufgenommene Wärme, kein »Nachschwitzen«, andererseits Blutgefäßübung.
Insgesamt 2–3 Saunagänge (Erhitzen und Wiederabkühlen)	
Am Ende des Bades Ankleiden (Füße zuerst), ggf. noch 30 Minuten Liegeruhe (zugedeckt).	– Zu starke Abkühlung vermeiden.

Fachkunde: Saunabaden, aber richtig

Davon ist dringend abzuraten!

Was ich nicht tun würde	Warum?
Beginn	
Abgehetzt ins Saunabad.	– Beeinträchtigt Bekömmlichkeit.
Hungrig in die Sauna.	– Kollapsgefahr.
Wechselduschen als »Vorbereitung«.	– Wertlose Verzögerung.
Nicht abgetrocknet in die Sauna.	– Verzögert Schweißausbruch.
In der Saunawärme	
Muskelarbeit, Gymnastik, viel reden,	– Belastet Atmung und Kreislauf.
Dauerschwitzen auf der unteren Bank,	– Überlastet Herz, bringt keinen Mehrnutzen.
Bürsten, »Schweiß schaben«.	– Belastet Kreislauf, belästigt andere.
Nach Verlassen der Saunakabine	
Warm duschen.	– Belastet Atmung und Kreislauf.
»Nachschwitzen« in Packung, in warmem Becken.	– Stört Baderhythmus, Erkältungsgefahr.
Freiluftbad unterlassen.	– Bedroht Bekömmlichkeit.
»Übermäßiges Einatmen«.	– Kann Krampfanfall verursachen.
»Blitzguß«, »Massagestrahl« (d. h. scharfer Wasserstrahl).	– Fehlreaktion der Gefäße, Kollapsgefahr!
Tauchbecken ohne Abspülen.	– Verunreinigt Beckenwasser!
Temperiertes Tauchbecken/Schwimmbecken.	– Verzögert Wiederabkühlung, belastet Herz.
Fußwarmbad vergessen.	– Verzögert Kreislaufnormalisierung.
Kaltes Fußbad, Wassertreten.	– Gefahr des Gefäßkrampfes.
Gymnastik, Turnen, Schwimmen.	– Zu starke Kreislaufbelastung.
Aufenthalt in warmer Halle.	– Verzögert die Abkühlung, Erkältungsgefahr.
Wiederholtes Abseifen.	– Zerstört »Säureschutzmantel«.
Am Ende des Bades	
Unangekleidet herumstehen, nicht zugedeckt liegen.	– Gefahr der Unterkühlung (Frösteln, Erkältung).

Materialkunde: Fertigteilbausätze

Verschiedene Saunatypen

Die ursprüngliche finnische Sauna – ein kleines, beheizbares Holzhäuschen – steht im Freien an einem See oder Fluß. Dort sind die idealen Saunabedingungen gegeben: frische Luft, klares, kühles Wasser, im Winter sogar Schnee. Spricht man heute von Sauna, so meint man allgemein die Gesamtheit aller Einrichtungen, die zum Saunabaden notwendig sind: die Saunakabine, die Duscheinrichtungen, eventuell das Tauchbecken, den Ruheraum und den nach Möglichkeit dazugehörenden Garten oder die Terrasse, wo man ein Luftbad nehmen kann.

Das Kernstück der Sauna, die beheizbare Kabine, steht heute in den seltensten Fällen im Freien. Kaum jemand hat in unseren beengten Wohngebieten dazu überhaupt noch ausreichend Platz. So wird die Saunakabine im Haus untergebracht: im Keller, auf dem Dachboden oder, bei rechtzeitiger Planung, im räumlichen Zusammenhang mit einem großzügig angelegten Badezimmer.

Der seit Jahren zunehmenden Begeisterung für das Saunabaden entspricht ein wachsendes Angebot auf seiten vieler Saunahersteller.

Oft haben sich auch aus Schreinereien kleinere Saunabetriebe entwickelt, die, wie die großen Saunahersteller auch, Saunakabinen nach Maß bauen.

Wer seine Saunakabine nicht selbst zusammenbauen will oder kann, der wendet sich an einen spezialisierten Fachbetrieb in seiner Nähe oder an einen der überregional arbeitenden, großen Saunahersteller. Dort können Sie nach eingehender Beratung (manche Saunafachberator kommen auch ins Haus) Ihre Wunschsauna bestellen. Sie wird nach den angegebenen Maßen und mit entsprechenden Sonderausstattungen (Glastür, zusätzliche Fenster usw.) im Herstellerwerk individuell für die räumlichen Gegebenheiten Ihres Hauses angefertigt.

Die Saunahersteller arbeiten hierbei nach sogenannten Rastermaßen, die in der Regel der Deckbreite der verwendeten Profilbretter entsprechen. Beträgt die Deckbreite der Profilbretter beispielsweise 10 cm, so können die Längen- und Breitenmaße der Normkabinen zehnzentimeterweise abgestuft werden. Selbstverständlich ist auch dann eine Anpassung an die räumlichen Gegebenheiten möglich, wenn die Saunakabine genau in eine Raumecke oder unter einer Dachschräge eingebaut werden soll.

Nach der Fertigung wird Ihre Sauna in passenden Einzelteilen geliefert und von den Monteuren des Herstellers an Ort und Stelle fertig aufgebaut sowie zum erstenmal in Betrieb genommen. Hierzu gehört auch der Anschluß des mitgelieferten Saunaofens und seiner Steuerung, deren elektrische Zuleitung freilich durch einen ortsansässigen Elektrofachbetrieb vorbereitet werden muß.

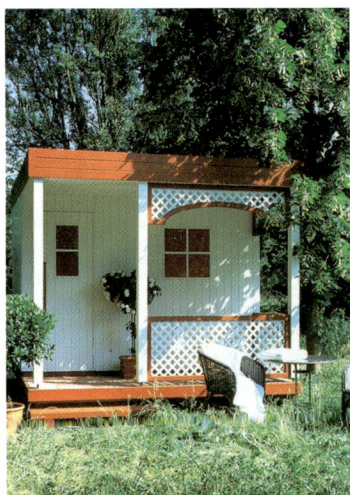

Gartensauna mit Terrasse

Materialkunde: Fertigteilbausätze

Soviel Service hat große Vorteile und natürlich auch seinen Preis. Wer sich als Heimwerker dem Baustoff Holz nicht sonderlich verbunden fühlt, der sollte sich besser eine Fertigkabine bzw. einen Fertigteilbausatz kaufen. Für den weiteren Ausbau der Saunaanlage, zu der ja noch viele weitere Einrichtungen gehören, bleibt dann immer noch ein großes Betätigungsfeld. Denn auch beim Verlegen von Wasser- und Abflußleitungen, beim Fliesenlegen und bei der Einrichtung der Saunaanlage können Sie durch Eigenleistung durchaus sehr viel Geld sparen.

Für den einigermaßen in der Verarbeitung von Holz geübten Heimwerker ist der Selbstbau einer Saunakabine grundsätzlich kein Problem. Es heißt, wer eine Wand mit Profilbrettern verschalen kann, der kann auch eine Sauna bauen.

Dies stimmt allerdings nur teilweise und auch nur insofern, als die verwendeten Bretter auf die gleiche Art und Weise befestigt werden. Für den Bau einer Saunakabine, die über Jahre funktionieren soll, braucht man schon einiges Vorwissen. Vor allem benötigen Sie das richtige Baumaterial, d.h. gut abge-

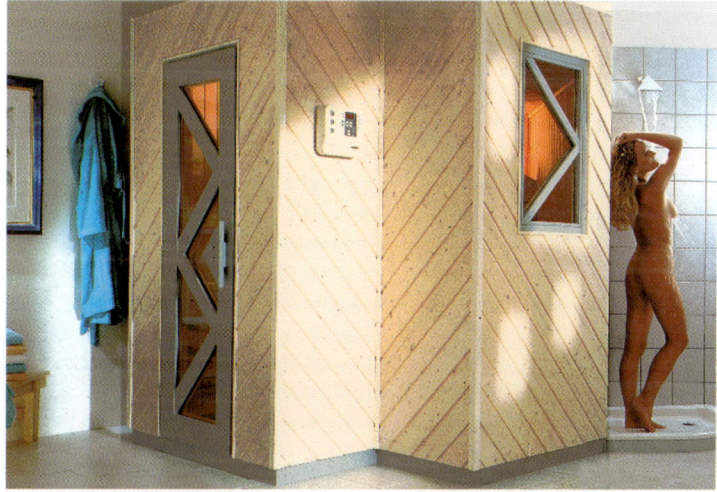

Saunakabine nach Maß

lagertes und speziell für diesen Zweck vorbereitetes Holz, das nicht überall erhältlich ist.

Wer dann den Einsatz der eigenen Zeit, die Kosten für das Baumaterial und seine Beschaffung sowie die Kosten für das notwendige Zubehör (Saunaofen, Steuerung, Spezial-Saunatür usw.) richtig berechnet, der wird es in manchen Fällen klüger und fast ebenso preiswert finden, sich eine Saunakabine nach Maß zum Selbstbauen zu kaufen. Die meisten Saunahersteller bieten heute gut berechnete sogenannte **Fertigteilbausätze** und **Materialbausätze** zum Selber-

bauen an. Fertigteilbausätze bestehen aus vorgefertigten, voll wärmeisolierten Wandelementen, die auf einem Grundrahmen an Ort und Stelle montiert werden.

Hier ist alles entsprechend Ihren Angaben bei der Bestellung genau vorbereitet. Alle Teile sind genau aufeinander abgestimmt. Die Montage nach den mitgelieferten Montageanleitungen verlangt keine Fachkenntnisse und kann von jedem Heimwerker in wenigen Stunden durchgeführt werden.

Der Selbstbau einer Saunakabine gestaltet sich da schon schwieriger.

Materialkunde: Fertigteilbausätze

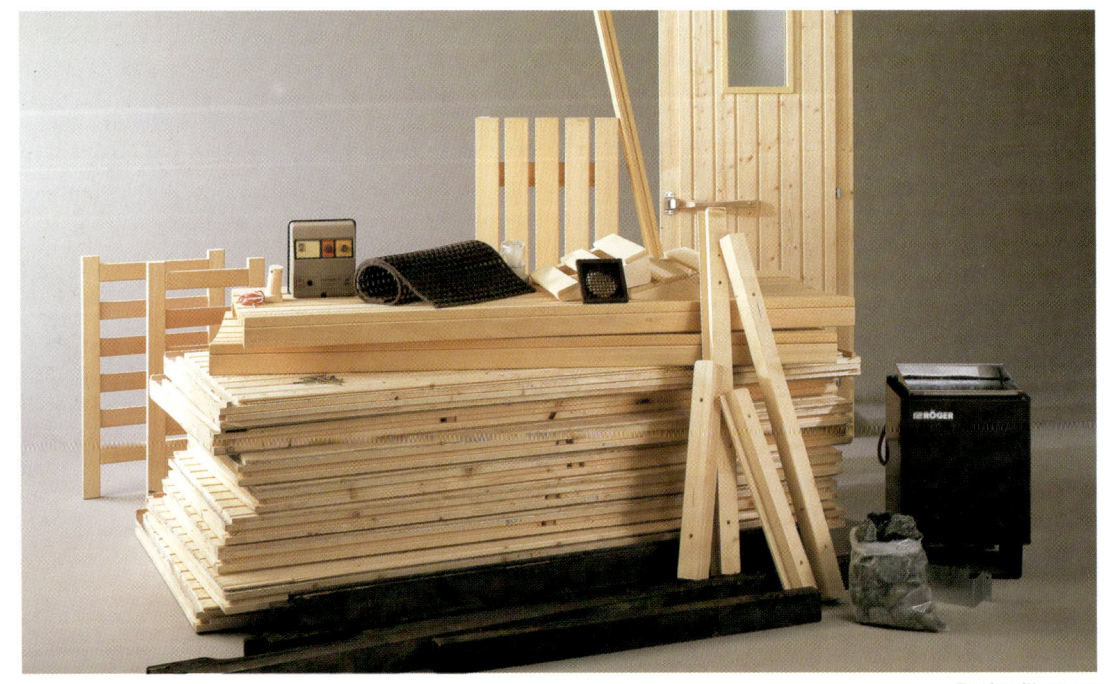

Fertigteilbausatz

Die gelieferten Materialbausätze enthalten in der Regel alle benötigten Teile für den Bau einer Saunakabine in passender Größe.

Aber das Material ist weitgehend unbearbeitet, so daß für den fachgerechten Zusammenbau in jedem Fall handwerkliche Grundkenntnisse und das entsprechende Werkzeug notwendig sind. Wer freilich eine sechseckige Sauna mit verschiedenen Extraausstattungen in einem verwinkelten Dachgeschoß plant, der wird zwangsläufig zum Selberbauer, wenn er nicht teure Handwerkerlöhne bezahlen will.
Er sollte jedoch in jedem Fall über wirklich gute handwerkliche Fähigkeiten verfügen und sich für die sorgfältige Planung und die Materialbeschaffung viel Zeit lassen.

Interessant sind für den Heimwerker auch die von manchen Firmen angebotenen Massivholzsaunen aus Blockbohlen, die in Nut und Feder sowie durch speziell gefräste Eckverbindungen und Spannbolzen problemlos und dicht zusam-

Materialkunde: Blockbohlensauna

mengepaßt werden können. Um die Dichtigkeit der Blockbohlenkabine zu gewährleisten, müssen die Bolzen von Zeit zu Zeit nachgespannt werden.

Profitip
Auch für den Selberbauer kann ein Blick in die Kataloge der Saunahersteller lohnend sein. Dort finden Sie preiswerte Einzelelemente (z. B. Spezial-Saunatüren) und Zubehör, die man selbst nicht besser und preiswerter bauen könnte.

Blockbohlensaunen können sowohl im Innenraum als auch (bei entsprechender Bauweise) im Freien aufgestellt werden. Voraussetzungen für eine Aufstellung im Freien sind allerdings ein ungestörter Zugang vom Haus her, ausreichend Platz im Garten oder auf dem Wochenendgrundstück und die Möglichkeit zur Installation entsprechender Dusch- und Bademöglichkeiten.

Beheizen kann man ein im Freien aufgestelltes Saunahäuschen mit elektrischen Saunaöfen, sofern entsprechende Elektrozuleitungen vorhanden sind. Für eine Beheizung mit Holz, Gas oder Öl bietet der Fachhandel speziell entwickelte Saunaöfen an.

Während das Heizen mit Gas oder Öl den Einbau eines Tanks erfordert, stellt das Heizen mit einem Holzofen sicherlich die natürlichste Möglichkeit dar. In allen Fällen aber, wo nicht elektrisch beheizt wird, sind umfangreiche Vorarbeiten erforderlich.

Das Verlegen einer Elektroleitung ist daher selbst dann noch einfacher und preiswerter, wenn das Saunahaus vom Wohnhaus weit entfernt steht.

Interessant sind auch die von einigen Herstellern angebotenen **Faßsaunen**, die man sowohl im Haus als auch im Freien aufstellen kann. Sie werden aus besonders widerstandsfähigen Edelhölzern (z.B. Redwood, Zedernholz) hergestellt.

Aus dem kompletten Bausatz können Sie Ihre Faßsauna in kurzer Zeit selbst aufbauen. Vor einer völlig ungeschützten Aufstellung im Freien muß trotz der Verwendung »wetterfester« Holzarten gewarnt werden. Schon eine einfache Überdachung schützt vor Regen und starker Sonnenbestrahlung.

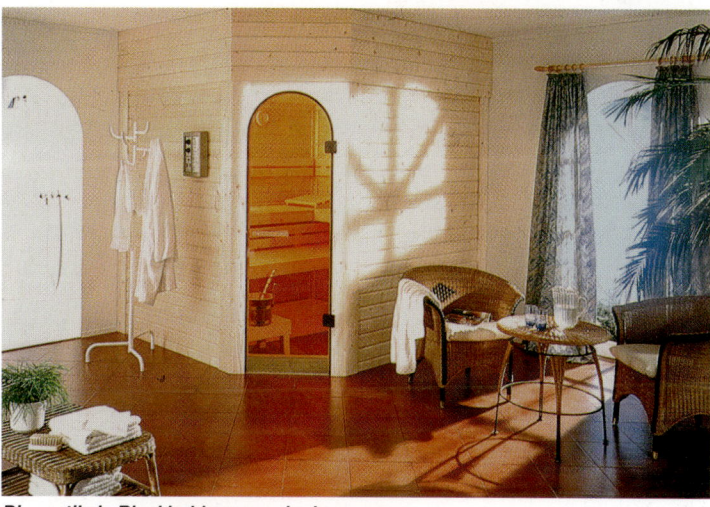

Die rustikale Blockbohlensauna im Innenraum

Materialkunde: Eine Sauna im Freien

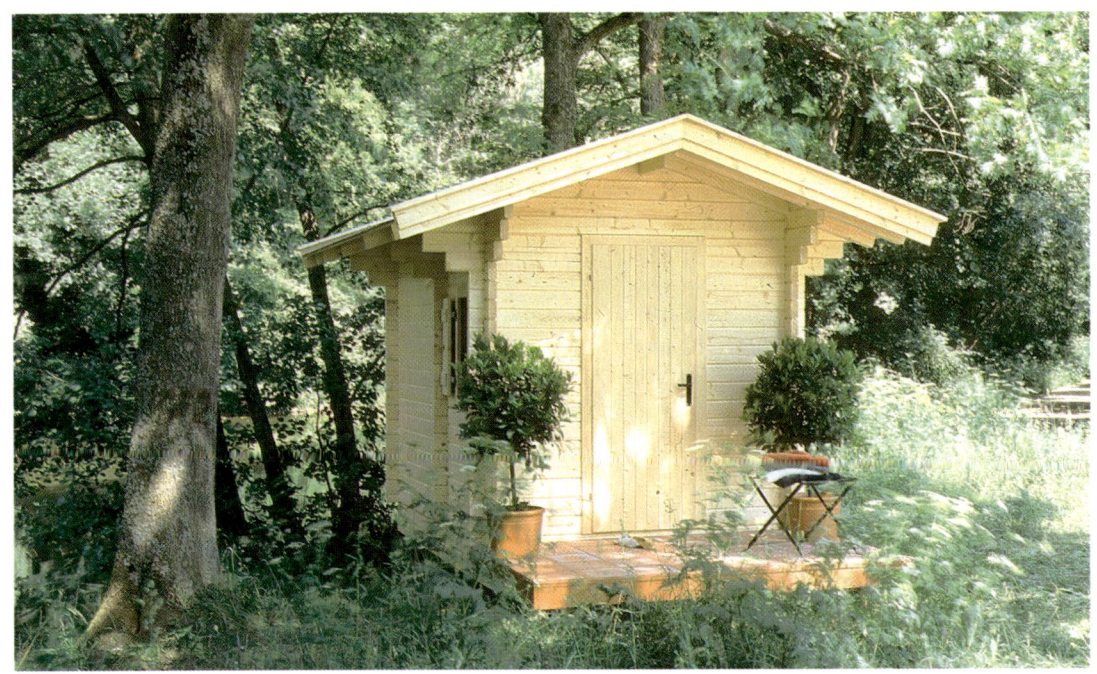

Eine Sauna als Holzhäuschen im Garten

Alle Saunen, die im Freien aufgestellt werden, sind extremen Temperatur- und Witterungsbelastungen ausgesetzt.
Deshalb sind fachgerechte Bauweise, das richtige Holz und vor allem eine entsprechende Herstellergarantie von ganz besonderer Bedeutung.

Wer sich seine Sauna im Freien selbst bauen will, dem sei angeraten, die Saunakabine in ein größeres Holzhäuschen zu stellen. Hier ist die Kabine vor Witterungseinflüssen wirksam geschützt. Der Vorraum eignet sich außerdem gut als Ruheraum und zur Unterbringung von benötigtem Zubehör.

Beim Bau des Holzhäuschens sollte man von einem festen Fundament bzw. von einem Aufstelzen (Pfahlbauweise) ausgehen. Die Wände bestehen aus tragfähigen Kanthölzern, die miteinander verstrebt (Fachwerkbauweise) und verzapft bzw. mit Metallbindern verbunden werden. Der Dachüberstand wird zum Schutz der Wände möglichst weit ausgeführt. Als Bedachung eignet sich fachgerecht angebrachte Dachpappe.

Materialkunde: Stabile Holzverbindungen

Darauf sollten Sie beim Kauf einer Sauna achten

Die hölzerne Saunakabine ist bei regelmäßiger Benutzung extremen Belastungen durch Temperatur- und Feuchtigkeitsschwankungen ausgesetzt. Dennoch gilt Holz als der einzig gesunde Werkstoff für die Saunakabine. Er ist in besonders hohem Maße allen Anforderungen gewachsen, wenn Qualität und Verarbeitung stimmen.

Es heißt »Holz arbeitet«: Gemeint sind die durch den Alterungsprozeß sowie durch Temperatur- und Feuchtigkeitsschwankungen hervorgerufenen Veränderungen seiner Struktur, seiner Farbe und seiner Lage.

Eine Saunakabine besteht aus vielen verschiedenen Holzteilen, die miteinander durch Verleimung, Nagelung und Verschraubung verbunden sind. Nicht fachgerecht ausgeführte Holzverbindungen lösen sich durch das »Arbeiten« des Holzes schon nach kurzer Zeit.

Bei Verwendung ungeeigneter Holzarten oder mangelhafter Holzqualitäten kommt es schon bald zu irreparablen Schäden und unschönen Veränderungen an der Saunakabine. Auf folgende Verarbeitungsmerkmale sollten Sie deshalb beim Kauf besonders achten:

1 Alle Rahmenverbindungen sollten fachgerecht verzapft und verleimt sein. Dies gilt für Fertigsaunen ebenso wie für Fertigteilbausätze, bei denen die einzelnen Wandelemente mit fertiger Beplankung geliefert werden.

Bei selbstgebauten Saunakabinen aus Materialbausätzen wird häufig auf die relativ aufwendigen Zapfenverbindungen verzichtet. Die Kanthölzer werden stumpf aneinandergestoßen und miteinander vernagelt. Dabei bekommt das Holz Risse, die eine feste Verbindung nicht gerade begünstigen.

Wenn schon auf Schlitz und Zapfen verzichtet wird, dann ist es besser, die Kanthölzer wenigstens mit Holzdübeln miteinander zu verbinden bzw. an ihren Verbindungsstellen spezielle, im Handel in großer Auswahl erhältliche Metallverbinder (Winkel, Lochbleche) einzusetzen.

2 Ist die Saunakabine aus einzelnen Wand- und Deckenelementen zusammengesetzt (Fertigsaunen und Fertigteilbausätze), so sollten diese durch Nut und Feder untereinander verbunden sein. Um wirkungsvoll Wärmeverluste zu verhindern, ist es besonders günstig,

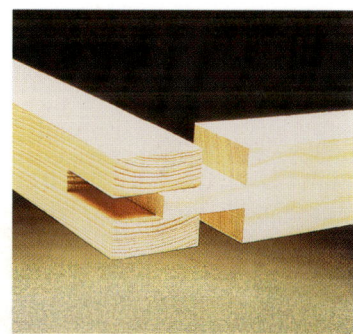

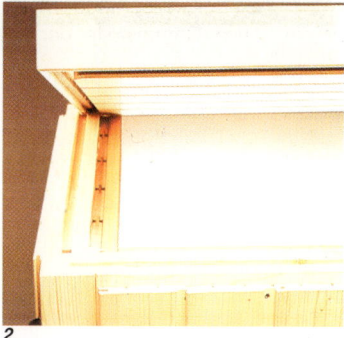

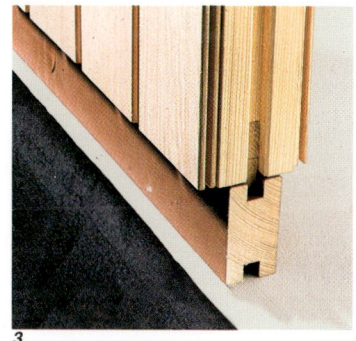

Materialkunde: Fenster und Türen mit Isolierverglasung

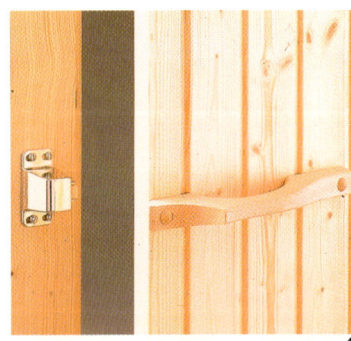

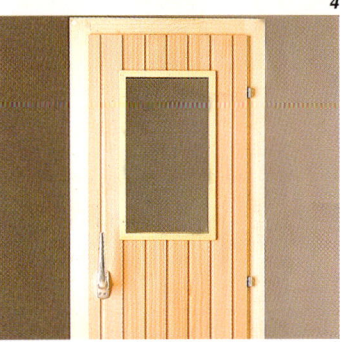

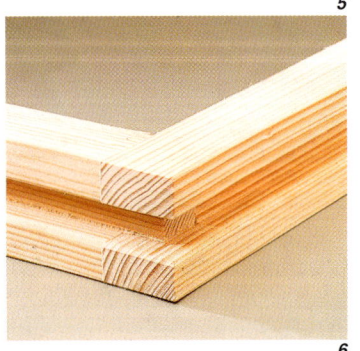

wenn alle Elemente an den Verbindungsstellen mit temperaturbeständigen Dichtungen ausgestattet werden.

Die Wärmedämmschicht innerhalb der Saunawand sollte aus Mineralfaser, Steinwolle oder aus Kork bestehen. Polystyrol-Hartschaum ist wegen der hohen Temperaturen als Dämmstoff nicht geeignet.

Das Holz der Saunakabine darf auf keinen Fall mit Holzschutzmitteln oder Lasuren behandelt sein. Ein Schädlingsbefall ist bei den hohen Temperaturen in der Saunakabine nicht zu befürchten. Dem gesundheits- und umweltbewußten Käufer hilft hier häufig nur hartnäckiges Nachfragen.

3 Die Wandelemente werden in der Regel auf einem Grundrahmen aufgebaut. Es ist vorteilhaft, wenn dieser mit einem speziellen Kunststoff-U-Profil gegen von unten eindringende Feuchtigkeit abgedichtet ist.

4 Die Saunatür sollte mit rostfreien Beschlägen und einem Spezialverschluß ausgestattet sein, der sich von innen her einfach durch Druck öffnen läßt.

Ökotip
Sind die Wand- und Deckenelemente an den unsichtbaren Rückseiten mit Hartfaser- oder Holzspanplatten beplankt, so sollten diese unbedingt formaldehydfrei sein. Auch die verwendeten Leime sollten keine gesundheitsschädlichen oder geruchsbelästigenden Lösungsmittel enthalten.

5 Die Türfenster und übrigen Fenster der Saunakabine sind mit Isolierglas ausgestattet.

6 Bei gekauften Einrichtungsgegenständen sollte man peinlichst auf fachgerechte und stabile Ausführung achten, denn sonst hat man nicht lange Freude daran.

Hier haben die Saunahersteller ihr Angebot in letzter Zeit stark erweitert: Neben formschönen Hockern, stabilen Bänken und speziellen Körperform-Liegen in hervorragender Qualität findet man heute zweckmäßige und hitzebeständige Einrichtungsgegenstände aller Art.

Besonders große Aufmerksamkeit sollte man der Saunatür widmen. Fachgerecht ausgeführte Saunatüren verfügen über einen massi-

Materialkunde: Unterschiedliche Saunatüren

ven Blockrahmen und werden mit Vorspannung gearbeitet, damit sie sich bei den starken Temperaturschwankungen nicht verziehen.

Dies ist eine wesentliche Vorbedingung für das Schließen der Saunatür, wovon auch der Energieverbrauch des Saunaofens abhängig ist. Mit dem Aufwand, eine verzugsfreie Tür mit dreifachem Falz und passendem Rahmen selbst zu bauen, sind tatsächlich die meisten Selberbauer überfordert.

Auch das Angebot an Saunatüren hat sich stark erweitert. So findet man neben der klassischen Saunatür mit kleinem rechteckigen *(7)* oder rundem Fenster *(8)* moderne Türen mit Glasfüllung *(9)* oder gar ganz aus Glas, in unterschiedlichen Färbungen, ganz transparent oder weniger durchsichtig *(10)*.
Dazu gesellen sich wärmeisolierte Fensterelemente in den Wänden der Saunakabine, die nach dem neuen Design längst nicht mehr einer rundum verbretterten Kiste gleicht.

Denn auch im Glashaus läßt sich gut schwitzen, und durch die offenere Bauweise wirkt die Kabine nicht mehr so eng.

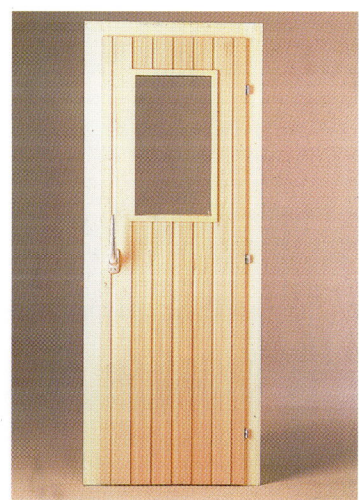
7

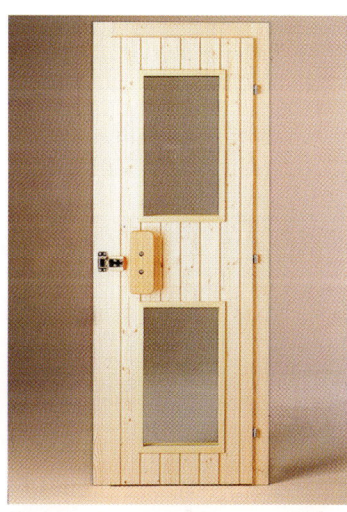
9

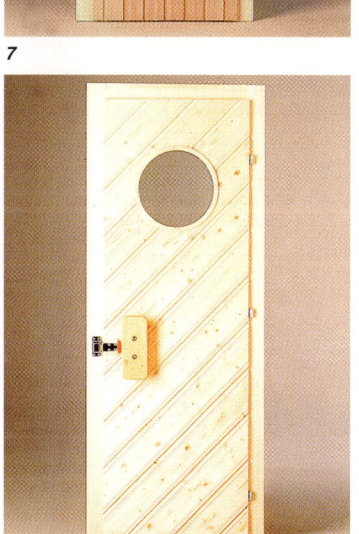
8

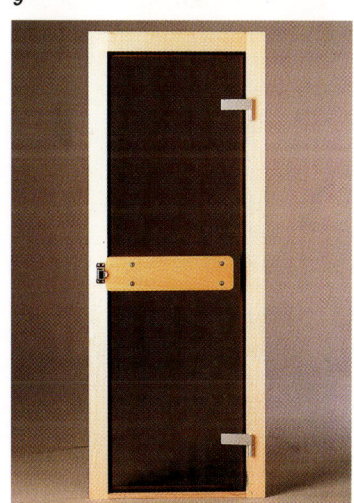
10

Materialkunde: Saunazubehör

Qualitätsmerkmale im Überblick

Ihre Saunakabine soll nicht nur lange halten, sondern zugleich hohen Komfort und Betriebssicherheit bieten. Zusätzlich sollte sie auch individuell nach Ihren Wünschen einrichtbar sein. Auf folgende Qualitätsmerkmale sollte geachtet werden:

• Von einer zuverlässigen Steuerungsanlage hängen das Wohlbefinden und die Sicherheit ab.

• Verzugsfreie und dichte Saunatür mit massivem Blockrahmen und dreifachem Falz.

• Außenverkleidungen können nach Wunsch ausgeführt werden, in unterschiedlichen Hölzern, auch farbig gestaltet oder mit eingebauten großen Fenstern.

• Nur eine sorgfältige Verleimung und Verschraubung der Saunaliegen garantiert eine lange und dauerhafte Haltbarkeit.

• Decken und Wände sind mit durchlaufender Nut und Federn dicht miteinander verbunden.

• Durch eine in mehreren Stufen regelbare Entlüftung kann das Saunaklima individuell gestaltet werden.

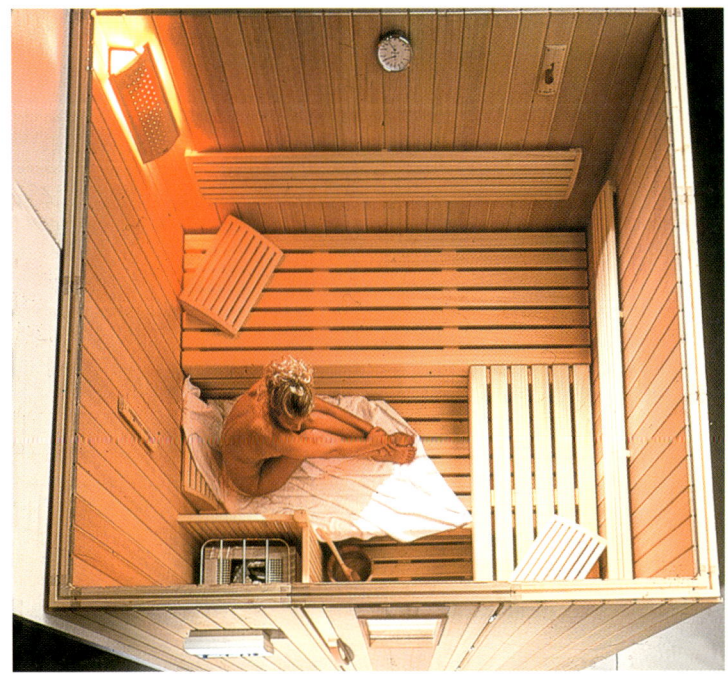

Saunakabine von oben

• Spezielle Abluft-Wandelemente sorgen für eine zugfreie Entlüftung der Saunakabine und somit für ein gutes Klima.

• Das Zubehör kann individuell nach Ihren Wünschen und besonderen Anforderungen zusammengestellt werden.

• Formschöne blendfreie Leuchten steigern die gute und behagliche Saunaatmosphäre.

• Saunaöfen mit spezieller Sicherheits-Kontaktabschaltung garantieren einen sparsamen Verbrauch und sorgen für höchste Betriebssicherheit.

Materialkunde: Verschiedene Holzarten

Geeignete Holzarten für den Saunabau

Die Haltbarkeit der Saunakabine und der Saunaeinrichtung hängt ganz wesentlich von der Auswahl geeigneter Holzarten ab. Dabei kommen für die verschiedenen Einsatzbereiche jeweils andere Holzarten zur Verwendung, da sie verschiedenen Anforderungen entsprechen müssen.

Die Saunakabine
An das Holz für die Innenauskleidung der Kabine werden die höchsten Anforderungen gestellt. Es sollte bei den großen Temperatur- und Feuchtigkeitsdifferenzen möglichst wenig »arbeiten«. Voraussetzung dafür ist ein gutes »Stehvermögen«, das vor allem vom Einschnitt des Holzes abhängt.

Profitip
Allgemein gilt, daß Bretter mit »stehenden« Jahresringen kaum arbeiten, während Bretter mit »liegenden« Jahresringen immer stark dazu neigen, sich aufzuwölben, sich zu verziehen oder zu reißen.

Für das Wohlbefinden der Saunabesucher sind folgende weitere Holzeigenschaften der Innenauskleidung entscheidend:

Das Holz sollte die aufgenommene Wärme wieder gleichmäßig abstrahlen und sich nicht so stark erhitzen können, daß man sich daran verbrennt. Weiterhin sollte es die Feuchtigkeit (durch Schwitzen und Sauna-Aufgüsse) in hohem Maße aufnehmen und wieder abgeben können (Sorptionsfähigkeit des Holzes). Und schließlich sollte sein Harzgehalt möglichst gering sein.

Alle diese Eigenschaften erfüllt in besonders hohem Maße das Holz der **kanadischen Hemlocktanne** (West-Coast-Hemlock, Western Hemlock). Es hat keine eingewachsenen Äste und einen verschwindend geringen Harzgehalt, ist feinjährig und geradfasrig gewachsen und hat daher ein hervorragendes Stehvermögen. Bei sorgfältiger Aufbereitung und richtigem Einschnitt entstehen Profilbretter mit stehenden Jahresringen (Rifts-Qualität), die für die Innenauskleidung von Saunakabinen ideal sind. Leider ist Holz dieser Qualität relativ selten, so daß sein Preis erheblich über dem von heimischen Holzarten liegt.

Unter den europäischen Holzarten wird für die Innenauskleidung von Saunakabinen am ehesten die **Nordische Fichte** verwendet. Da die Stammdurchmesser der Bäume relativ gering sind, fallen beim Einschnitt aber nur wenige Bretter mit stehenden Jahresringen an. Nordische Fichte ist darüber hinaus nicht astfrei, nur ausgesuchte Qualitäten (A-Sortierung) weisen wirklich fest eingewachsene, kleine Äste auf. Gegenüber anderen europäischen Nadelhölzern ist dieses Holz jedoch relativ harzarm und deshalb gut geeignet. Es ist viel preiswerter als Hemlock und bei fachgerechter Verarbeitung ebenso lange haltbar.

Für die Innenauskleidung der Saunakabine und auch für sogenannte Blockbohlensaunen kommen eigentlich nur die beiden genannten Holzarten in Frage. Werden in Ausnahmefällen andere Nadelhölzer (Lärche, Kiefer, Douglasie) verwendet, so muß mit langjährigem, starkem Harzaustritt gerechnet werden. Die Verkleidung fühlt sich dann bald unangenehm klebrig an und verschmutzt schnell. Verschiedene andere, früher in Finnland für Blockhaussaunen verwendete Hölzer (z.B. Pappel, Erle, Espe) sind kaum im Handel. Für den Saunabau müssen sie eigens aufbereitet werden und kommen dann natür-

Materialkunde: Verschiedene Profilbretter

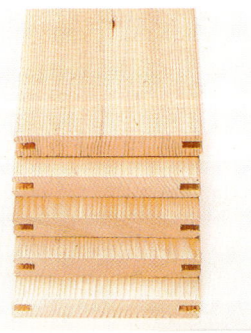

Hemlocktanne

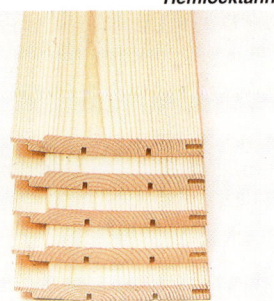

Fichte

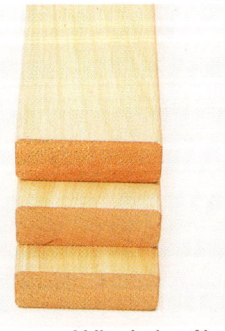

Afrikanisches Abachi

lich sehr teuer. Wer beim Bau seiner Saunakabine nicht auf komplette Materialbausätze zurückgreifen möchte, findet im Holzfachhandel speziell für den Saunabau aufbereitete Profilbretter in unterschiedlichen Sortierungen und Dicken (sowohl in Hemlock als auch in Nordischer Fichte). Hier werden auch verschiedene Brettprofile angeboten. Profile mit spezieller, tiefer Doppelnut, die mit einer Einsteckfeder miteinander verbunden werden, bieten die größte Gewähr für Haltbarkeit: Die Bretter und Federn können frei spielen, wenn das Holz »arbeitet«; die Federn reißen dabei nicht ab.

Saunabretter aus Nordischer Fichte sollten wegen des geringeren Stehvermögens an ihrer Rückseite tiefe Längsnuten aufweisen; sie bewirken beim Arbeiten des Holzes einen Spannungsausgleich.

Auch die **Kanthölzer für die Rahmenkonstruktion** der Saunakabine müssen sehr sorgfaltig ausgewählt werden. Hier genügen keinesfalls die üblichen, für andere Bauzwecke angebotenen Handelsqualitäten (oft fehlerhaft, drehwüchsig und zu feucht). Die Kanthölzer müssen in ihrer Stärke der Dicke des vorgesehenen Dämmaterials (z.B. 50 oder 60 mm) entsprechen. Sie sollten dabei verwindungsfrei, gerade und möglichst rißfrei sein. Das Holz muß auf jeden Fall innen und außen weitgehend trocken sein!

Die Inneneinrichtung der Saunakabine

Für die Liege- und Sitzbänke der Saunakabine benötigt man ein stabiles Holz, das ast-, harz- und splitterfrei ist und zugleich Feuchtigkeit (Schweiß) und hohe Temperaturschwankungen aushält.
Auch muß es eine geringe Wärmeleitfähigkeit haben, sonst verbrennt man sich am heißen Holz der Liegebank.

Zwei Holzarten kommen vor allem in Frage: **Pappelholz** und **afrikanisches Abachi**. Beide sind sehr offenporig und fühlen sich nicht allzu heiß an. Während Pappelholz immer seltener wird, steht afrikanisches Abachiholz noch in ausreichender Menge zur Verfügung. Gutsortierte Holzhandlungen bieten gehobelte Abachileisten in unterschiedlichen Dicken an. Die dickeren Leisten kann man bei Verschmutzung von Zeit zu Zeit einfach abhobeln.

Materialkunde: Verschiedene Profilbretter

Weitere Holzeinrichtungen
Für die Ausstattung aller weiteren Bereiche bzw. Räume, die zu einer Saunaanlage gehören, stehen die unterschiedlichsten Holzarten zur Verfügung. Außer im direkten Spritzwasserbereich, wo man die Holzverschalung an den Wänden unbedingt fachgerecht hinterlüften muß, werden Holzverkleidungen und Einrichtungsgegenstände wie Ruhemöbel oder Regale keiner besonderen Belastung ausgesetzt.

Für eine Holzverschalung der Wände (auch der Außenwände, niemals aber der Innenwände der Saunakabine!) kommen in erster Linie übliche Profilbretter in Betracht, die in den unterschiedlichsten Profilformen angeboten werden.
Eine optisch interessante und besonders haltbare Wandverkleidung kann auch mit Holzschindeln aus Western Red Cedar hergestellt werden. Dafür benötigen Sie allerdings eine etwas aufwendigere Lattenunterkonstruktion.

Für die einzelnen Teile von Profilbrettern gibt es feststehende Bezeichnungen, deren Kenntnis für die Materialberechnung wichtig ist. Um die richtige Menge für eine bestimmte Fläche zu berechnen, legen Sie die Deckbreite zugrunde. Der Preis wird jedoch nach dem Profilmaß ermittelt.

Selbstgebaute Möbel
Für die selbstgebauten Möbel der Saunaanlage außerhalb der Saunakabine kommt jedes gut gelagerte, verzug- und splitterfreie Holz in Betracht. Gut bewährt hat sich sogenanntes Leimholz (meist Kiefer oder Fichte), das in Form von Stollen (Kanthölzern) und Platten im Handel ist. Es besteht aus festverleimten, künstlich getrockneten Holzstäben, hat eine gehobelte und geschliffene Oberfläche und entspricht daher den oben genannten Anforderungen in geradezu idealer Weise. Auch eine ansprechende und stabile Verarbeitung ist bei Leimholz nicht schwierig: Es läßt sich mit einer Kreissäge (eventuell schon beim Einkauf) sehr exakt zuschneiden, auch mit der Stichsäge oder einer Tischlersäge lassen sich gute Ergebnisse erzielen. Saubere und haltbare Verbindungen erhalten Sie am einfachsten durch Verleimen (unter Einsatz von Schraubzwingen) und Verdübeln mit Holzdübeln. Auf diese Weise lassen sich alle denkbaren Holzmöbel herstellen.

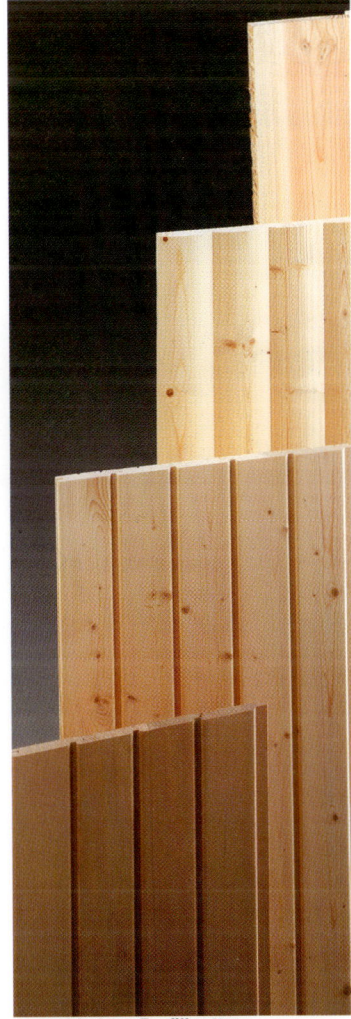

Verschiedene Profilbretter

Materialkunde: Keramische Bodenbeläge

Bodenbeläge

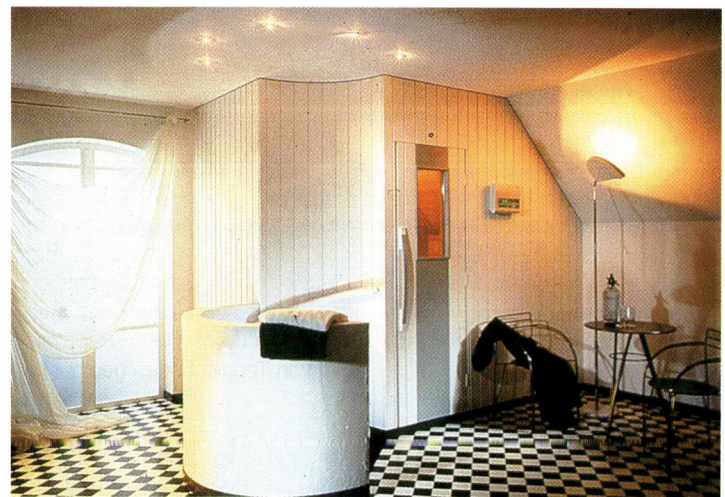
Naßraum mit Fliesen

Keramische Bodenbeläge

Für den Boden der Saunakabine eignen sich am besten keramische Fliesen, weil sie leichter zu pflegen sind und herabgetropften Schweiß nicht aufsaugen wie etwa Holzböden oder textile Bodenbeläge.

Keramische Fliesen sind aber auch für den Naßbereich die einzig sinnvolle Lösung: Mit leichtem Gefälle verlegt und wasserdicht verfugt, können sie Spritz-, Tropf- und Überlaufwasser zu einem Ablauf hinleiten. Sie können aber auch die (meist ohnehin zu kleinen) Duschwannen ersetzen, vorausgesetzt, die Randeinfassung ist richtig gemauert und gefliest. Gleichzeitig dienen sie als wasserdichte Standfläche für Tauchbecken und Fußwärmebecken.

Keramische Fliesen werden nach Steingut- und Steinzeugfliesen unterschieden. Steingutfliesen eignen sich in der Regel nur zur Verlegung an Wänden, während die viel strapazierfähigeren Steinzeugfliesen als Boden- und Wandbelag verwendet werden können.

Für den Boden der Saunakabine und des Naßbereichs eignen sich am ehesten glasierte Steinzeug-

Oft werden private Saunen erst nachträglich eingebaut. Meistens müssen hierzu auch geeignete Bodenbeläge verlegt werden. Jede Saunaanlage besteht mindestens aus zwei Bereichen: der Saunakabine und dem Naßbereich.

Steht genügend Raum zur Verfügung, so kommen weitere hinzu: der Ruheraum, die Terrasse, der Balkon, der Hofraum oder Garten für ein Freiluftbad und zusätzlich vielleicht noch ein Fitnessraum.

In jedem dieser Bereiche werden unterschiedliche Anforderungen an die Bodenbeläge gestellt: Die Saunakabine sollte einen pflegeleichten Boden haben.
Der Belag im Naßbereich muß wasserdicht sein und das Wasser in die Kanalisation ableiten können. Der Ruhebereich erfordert einen freundlichen, fußwarmen Boden, und die Beläge für Terrasse, Balkon oder Garten sollten fußwarm, aber zusätzlich auch rutschfest und frostsicher sein.

Im Fitnessraum brauchen Sie einen fußwarmen, rutschfesten, strapazierfähigen und geräuschdämpfenden Bodenbelag.

Materialkunde: Textile Bodenbeläge

fliesen mit ausreichend rutschsicherer Oberfläche. Für eine ansprechende Gestaltung sollten Sie Boden und Wände des Naßbereichs mit der gleichen Fliesensorte fliesen. Fliesen zu verlegen ist für den einigermaßen geschickten Heimwerker wirklich kein Problem. Man benötigt dazu keine Vorkenntnisse, kaum Werkzeug, und kann dabei eine Menge Geld sparen.

Textile Bodenbeläge
Unter den textilen Bodenbelägen kommt für die Ausstattung von Ruhe- und Fitnessräumen in erster Linie Teppichboden in Betracht. Teppichböden werden von Wand zu Wand ganzflächig auf dem Boden verklebt oder gespannt. Es gibt sie in strapazierfähigen, gut zu reinigenden und gleichzeitig komfortablen Qualitäten. Die meisten dürfen durchaus gelegentlich auch einmal feucht werden.
Man unterscheidet zwischen gewebten Teppichböden, Tufting- und Nadelfilz- bzw. Nadelvlies-Teppichböden, je nach Herstellungsverfahren. Beim gewebten Teppichboden werden verschiedene Fadengruppen miteinander verbunden. Es entsteht ein Belag aus Polschicht und Grundgewebe, der zur besseren Verfestigung des Grundgewebes appretiert oder mit einem zusätzlichen textilen Zweitrücken ausgerüstet wird. Beim Tufting-Teppichboden werden die Polfäden mit Nadeln in ein Trägermaterial eingearbeitet und auf dessen Rückseite mit einer Latexbeschichtung fixiert. Nadelfilze und -vliese entstehen aus einem Faservlies, das mittels Durchnadeln eines Teils seiner Fasern mechanisch verdichtet und anschließend chemisch gefestigt wird.
Die meisten heute angebotenen textilen Bodenbeläge bestehen aus Chemiefaser. Reine Wolle, Baumwolle, Kokos, Sisal oder Tierhaare eignen sich aber für die meisten Verlegebereiche ebenso gut. Um dem Käufer eine qualitätsbewußte Auswahl zu erleichtern, statten die europäischen Teppichhersteller ihre Ware mit dem sogenannten »Teppichsiegel« aus. Es vermittelt die wichtigsten Angaben über Materialzusammensetzung, Eignungsbereiche und Zusatzeigenschaften der verschiedenen Teppichbodenarten. Der Strapazierwert von Teppichböden beginnt bei gering über normal und stark bis extrem; für den Komfortwert gilt eine Unterteilung in einfach, gut, hoch und luxuriös. Es gibt Teppich-

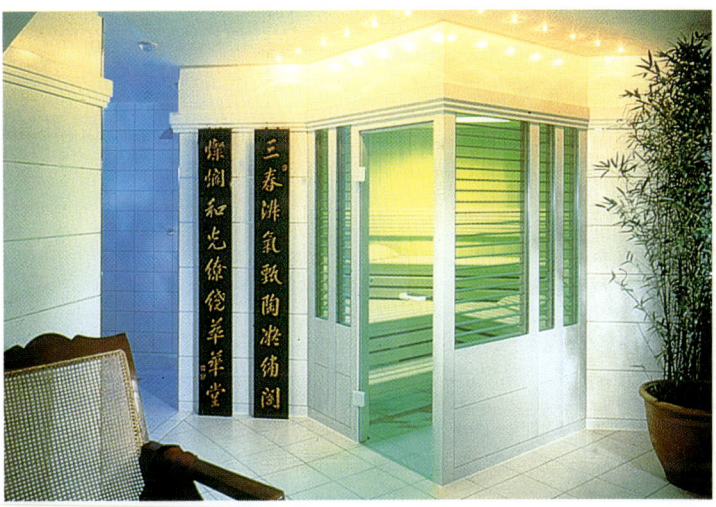
Eine Designsauna in elegantem Weiß

Materialkunde: Bodenbeläge aus Holz

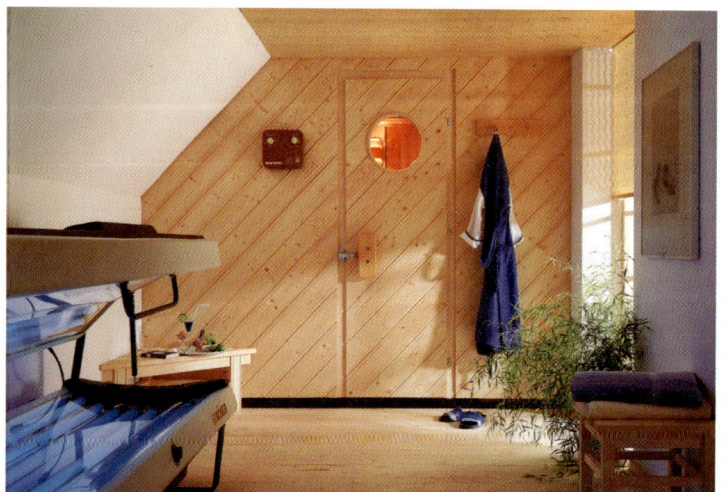

Kabinenvorraum mit Holzdielenboden

böden mit geringem Strapazierwert und luxuriösem Komfort. Andere wiederum entsprechen einfachem Komfort, sind aber extrem strapazierfähig, und schließlich gibt es auch solche, die in Strapazierfähigkeit und Komfort nichts mehr zu wünschen übriglassen.

Mit Hilfe des Teppichsiegels können Sie unterscheiden, ob sich der Teppichboden für den Ruhe-, Wohn- oder Arbeitsbereich eignet (letztgenannte Qualität ist am strapazierfähigsten). Das Siegel zeigt für die Zusatzeigenschaften entsprechende Symbole: Feucht-raum, Fußbodenheizung, Stuhlrollen, Antistatik und Treppenstufen. Bei der Auswahl des Teppichbodens für den Saunabereich oder den Fitnessraum sollte man sich nach den Angaben über die Eignungsbereiche und die Zusatzeigenschaften richten.

Für den Ruheraum eignet sich auch ein wenig strapazierfähiger Teppichboden, während der Belag im Fitnessraum grundsätzlich höchste Strapazierfähigkeit aufweisen muß. Für beide Bereiche kommen auch Sisal- oder Kokosfaserbeläge in Frage, die sowohl strapa-zierfähig als auch relativ feuchtigkeitsunempfindlich sind.

Bodenbeläge aus Holz

Holzfußböden können in allen Räumen der Saunaanlage eingesetzt werden, außer im Naßraum und in der Saunakabine. Sie sind angenehm fußwarm und außerordentlich strapazierfähig, aber leider feuchtigkeitsempfindlich. Im Bereich vor der Saunakabine oder anschließend an den Naßbereich sollte man sie deshalb mit einem unempfindlichen Läufer (z.B. aus Sisal oder aus Kokosfasern) vor Schweiß und Wasser schützen.

Fußbodendielen und Fertigparkettelemente kann der Heimwerker leicht selbst verlegen. Das erfordert nur wenige Grundkenntnisse im Umgang mit Holz und kein Spezialwerkzeug. Dielen wie Fertigparkettelemente werden in Nut und Feder zusammengefügt und durch eine Nagelverbindung an Lagerhölzern befestigt bzw. schwimmend verlegt. Überall, wo man nach der Aufheizphase ein Freiluftbad nimmt, eignen sich Laufstege, Roste und Terrassendecks aus Holz hervorragend als fußwarmer und gegen Wind und Wetter unempfindlicher Gehbelag.

Materialkunde: Verschiedene Dämmstoffe

Dämmstoffe für Sauna und Fitnessraum

Saunaanlagen und Fitnessräume werden meistens in vorher ungenutzten Kellern, Dachgeschossen oder Nebengebäuden eingebaut, die eigens zu diesem Zweck ausgebaut werden.
Die dann notwendigen Maßnahmen umfassen auch den Einbau geeigneter Dämmstoffe zur Wärme- und Schallisolierung. Auch die Saunakabine muß gut gedämmt werden.

Für die Wände, den Boden und die Decke der Räume kommen grundsätzlich alle gängigen, geeigneten Dämmstoffarten in Frage, während die Saunakabine selbst nur mit einem Material ausgestattet werden kann, das den hohen Temperaturen auf Dauer ohne Schaden standhält.

Die wichtigsten industriell hergestellten Dämmstoffe bestehen heute aus Polystyrol-Hartschaum, Polyurethan-Hartschaum, Mineralfaser oder Blähperlit.

Ihr Anteil bei der Dämmung von Gebäuden übertrifft weit den Anteil an »natürlichen« Dämmstoffen, wie beispielsweise Kork, Torf, Kokosfaser, Stroh, Sägespäne oder Seegras, die nach entsprechender Aufbereitung ebenfalls hervorragende Dämmeigenschaften haben, jedoch weniger bekannt und im Handel kaum erhältlich sind.

Zur Beurteilung ihres spezifischen Dämmwerts werden die Dämmstoffe in sogenannte Wärmeleitfähigkeitsgruppen eingeteilt. Auf dem Beipackzettel der Dämmstoffverpackungen findet man dann beispielsweise die Angabe: Wärmeleitfähigkeitsgruppe 040. Es gibt auch Dämmstoffe der Wärmeleitfähigkeitsgruppen 035 oder 030. Bei der Auswahl des Dämmmaterials sollten Sie beachten, daß immer der Dämmstoff mit der niedrigsten Wärmeleitfähigkeit die größere Dämmwirkung erbringt: Überall dort, wo nur geringe Einbautiefen zur Verfügung stehen, kann mit einem Dämmstoff der Gruppe 035 in geringerer Dicke die gleiche Dämmwirkung erzielt werden wie mit einer dickeren Dämmstoffschicht der Wärmeleitfähigkeitsgruppe 040.

Die genannten Dämmstoffe werden in verschiedenen Formen und Formaten angeboten, wobei es für die Auswahl des richtigen Dämmmaterials immer auf den jeweiligen Verwendungszweck ankommt:

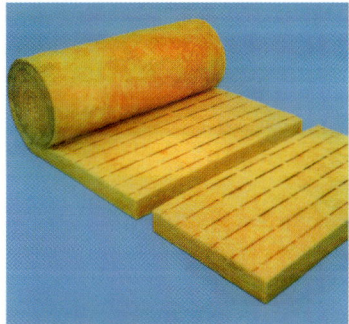
Mineralfaser-Dämmfilz

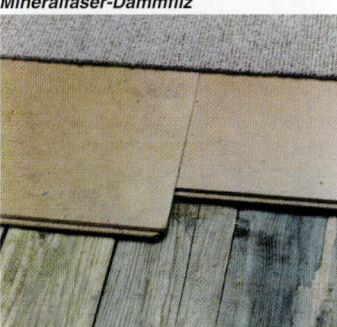
Weidefaserplatten aus Holz

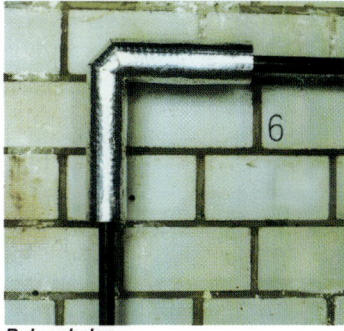
Rohrschalen

Materialkunde: Verschiedene Dämmstoffe

Dämmstoffplatten aus Mineralfaser oder Polystyrol-Hartschaum gibt es in den verschiedensten Abmessungen, beispielsweise 125 x 60 cm und 100 x 50 cm. Die Plattendicke nimmt normalerweise ab 20 mm um jeweils 10 mm zu. Für die verschiedenen Anwendungsbereiche gibt es: Fassaden, Dach-, Decken-, Estrich- und Trockenestrich-, Schalldämmplatten und viele andere mehr. Ihre Auswahl muß dem jeweils vorgesehenen Verwendungszweck entsprechen, sonst ergeben sich Probleme beim Einbau und spätere Bauschäden.

Dämmplatten sind heute oft mit Falz oder »Nut und Feder« ausgestattet. Sie können einfach zusammengesteckt werden. An den Plattenstößen werden durch die Überfalzung Wärmebrücken vermieden. Für bestimmte Anwendungen gibt es spezielle Formteile aus Hartschaum (z.B. Formteile für Bade- und Duschwannen, Keile oder Einbettungsplatten für Fußbodenheizungen).

Interessant, weil leicht zu verarbeiten, sind auch sogenannte «Verbundplatten«. Sie bestehen aus einer Dämmschicht aus Mineralfaser oder Polystyrol-Hartschaum und einer Außenbekleidung aus Gipsfaser-, Gipskarton- oder Holzspanplatten. Meistens sind solche Platten mit Falz oder Nut und Feder ausgestattet und können bequem fugendicht verlegt werden. An Wänden werden sie mit geeigneten Bauklebern aufgeklebt oder auf ein entsprechendes Lattengerüst geschraubt. Spezielle Estrich-Verbundplatten werden meistens schwimmend verlegt und im Bereich der Plattenstöße miteinander verklebt und/oder verschraubt. Verbundplatten mit Mineralfaserbeschichtung haben eine hervorragende Wärme- und Schalldämmwirkung. Außerdem können sie nach dem Überspachteln der Stöße direkt angestrichen, tapeziert, gefliest oder mit Teppichboden und Parkett belegt werden.

Dämmstoffilze aus Mineralfaser in Form von langen Matten eignen sich vor allem für eine Verlegung zwischen Lagerhölzern oder Dachsparren. Sie sind in verschiedenen Breiten, Längen und Dicken im Handel. Aluminiumkaschierte Mineralfaserfilze bieten überall dort entscheidende Vorteile, wo warme, feuchte Raumluft mit kalten Bauteilen (Wänden, Dacheindeckungen) in Berührung kommt: in Küchen,

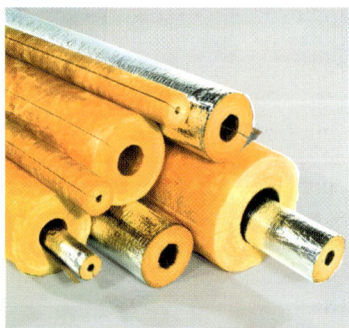

Rohrschalen aus Mineralfaser

Waschräumen, Badezimmern und Duschräumen, insbesondere auch in Saunaanlagen. Hier wirkt die Aluminiumfolie als »Dampfsperre«. Sie verhindert, daß der in der Raumluft enthaltene Wasserdampf in die Dämmschicht eindringt und anschließend an den außenseitigen, kalten Bauteilen kondensiert. Wird keine Dampfsperre angebracht, sind meist beträchtliche Bauschäden die Folge.

Für den Heimwerker besonders bewährt haben sich sogenannte »Randleistenmatten«. Ihre Aluminiumkaschierung steht am Rand so weit über, daß man hier das Dämmaterial einfach antackern kann. Die Ränder der Folie werden dann noch mit selbstklebenden Aluminiumstreifen versehen.

Materialkunde: Dämmstoffe für die Saunakabine

Dämmstoffkörnungen bestehen in der Regel aus geblähtem Perlitgestein. Sie werden als wärme- und schalldämmende Trockenschüttungen zwischen Deckenbalken und Lagerhölzern eingesetzt und eignen sich hervorragend zum Höhenausgleich unebener Unterböden und Decken. Dann werden sie mit schwimmend verlegten Estrichplatten (Gipsfaser oder Holzspanplatten) abgedeckt.

Mineralfaserwolle und Mineralfaserzöpfe werden für die Dämmung von Hohlräumen (beispielsweise unter Bade- und Duschwannen) und konstruktionsbedingten Baufugen (zwischen Fensterrahmen und Wand) eingesetzt.

Für die Wärme- und Schalldämmung von Heißwasserrohren benutzt man spezielle Rohrschalen, die für alle gängigen Rohrdurchmesser im Handel zu haben sind.

Es gibt unkaschierte und aluminiumkaschierte Rohrschalen aus Mineralwolle; die letztgenannten strahlen noch weniger Wärme ab. Rohrschalen mit überstehendem, selbstklebendem Folienrand lassen sich besonders leicht verschließen.

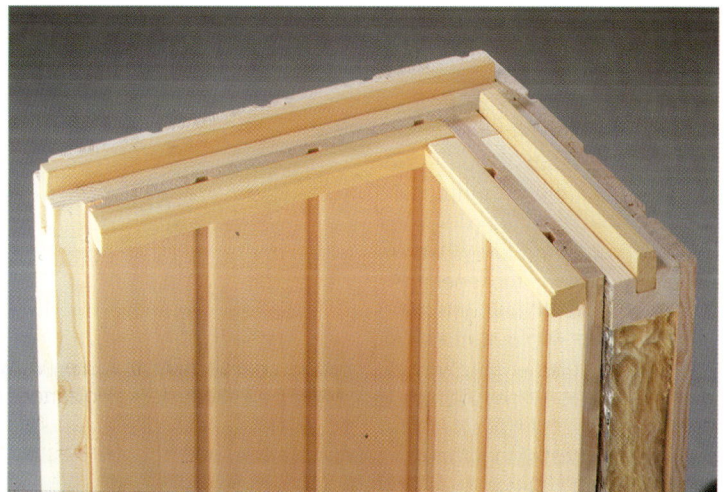
Innenliegende Wärmedämmung mit Mineralfaser

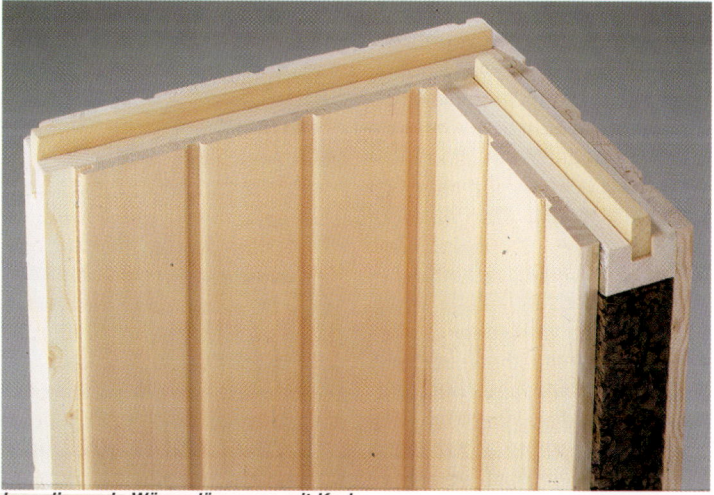
Innenliegende Wärmedämmung mit Kork

Materialkunde: Dämmstoffe für die Saunakabine

Die Dämmung einer Saunakabine

Für die Wärmedämmung der Saunakabine kommen nur Dämmstoffe in Frage, die die hohen Temperaturen (bis 110 Grad Celsius) unbegrenzt lange ohne Schaden überstehen. Nicht geeignet sind Dämmmaterialien aus expandiertem Polystyrol-Hartschaum oder aus Polyurethan-Hartschaum, der in Form von Platten eingesetzt oder als Ortschaum aus der Spraydose in Hohlräume gespritzt wird. Polystyrol-Hartschaum hat eine sehr niedrige Wärmeformbeständigkeit.

Eine aus diesem Material bestehende Dämmschicht in der Kabinenwand würde sich verformen, wenn die normale Saunatemperatur erreicht ist. Dämmschäume aus der Spraydose haben ebenfalls eine zu geringe Wärmeformbeständigkeit und dünsten übelriechende Lösungsmittel aus.

Gut eignen sich für die Saunakabine Mineralfaserdämmstoffe, sogenannte Glas- und Steinwolle. Sie sind nicht brennbar (nach DIN 4102/A 1 oder A 2), besonders temperaturbeständig (kurzzeitig über 1000 Grad Celsius), schall- und schwingungsdämpfend sowie wasserabweisend und alterungsbeständig.

Für die Wärmedämmung der Saunakabine eignen sich Mineralfaserfilze und Mineralfaserplatten (Platten lassen sich wegen ihrer größeren Formstabilität besser einbauen). Verwenden Sie jedoch keine aluminiumkaschierten Mineralfasermatten; denn Sie müßten diese in mehrere Stücke schneiden, und damit gingen die Vorteile der Folienrandleiste verloren.

Wählen Sie für die Saunakabine Mineralfaserplatten der Wärmeleitfähigkeitsgruppe 035. Die Plattenstärke richtet sich nach der Dicke der Kanthölzer der Rahmenkonstruktion (ab 40 mm erzielen Sie gute Dämmwirkungen).

Der Einbau einer Dampfsperre ist in jedem Fall grundsätzlich notwendig. Nur so vermeiden Sie Schäden, die durch ein Kondensieren der feuchten Kabinenluft der Dämmschicht und an deren Außenseite verursacht würden.

Als Dampfsperre eignet sich ausschließlich Aluminiumfolie, nicht aber die für andere Bauzwecke verwendete Polyäthylenfolie.

Die in Rollen lieferbare Aluminiumfolie wird nach dem Einbau der Dämmstoffplatten am besten mit Leim auf der Innenseite der Saunakabine an den Kanthölzern der Unterkonstruktion befestigt.

Dabei sollen die Stöße benachbarter Folienbahnen überlappt und zusätzlich mit selbstklebenden Folienstreifen überklebt werden, damit sie wirklich dicht sind.

Profitip

Ein idealer Dämmstoff für Saunakabinen ist Kork, der aus Korkgranulat hergestellt wird. Hierbei ist jedoch zu beachten, daß als Bindemittel nicht Bitumen oder andere entflamm- und schmelzbare Stoffe verwendet wurden. Korkplatten lassen sich mit einem feingezahnten Fuchsschwanz leicht zuschneiden. Für eine gute Dämmwirkung sollte die Dicke der Korkplatten mindestens 50 mm betragen. Für eine Saunakabine normaler Größe (2 x 2 m) benötigen Sie etwa 20 m^2 Dämmstoff. Bei dieser Menge fällt der etwas höhere Quadratmeterpreis für einen biologisch einwandfreien Dämmstoff kaum ins Gewicht.

Materialkunde: Verschiedene Saunaöfen

Gutes Saunaklima mit dem richtigen Saunaofen

Gutes Saunaklima hängt immer von verschiedenen Faktoren ab. Vor allem aber bedeutet es nicht möglichst große Hitze, sondern intensive, aber milde und angenehme Wärme. Denn wenn Sie beim Saunabad verbrannte Luft einatmen und sich die Beine an der Strahlungswärme eines falsch konstruierten Ofens verbrennen, dann können Sie sich unmöglich wohl fühlen.

Die intensive Wärme in der Sauna entsteht durch die gleichmäßige Abstrahlung (Infrarotstrahlung) von Hitze, die vom Ofen erzeugt und von der Holzverkleidung der Saunakabine abgegeben wird. Deshalb und natürlich auch aus Sicherheitsgründen sollte der Saunaofen an seinen Außenflächen nur mäßig

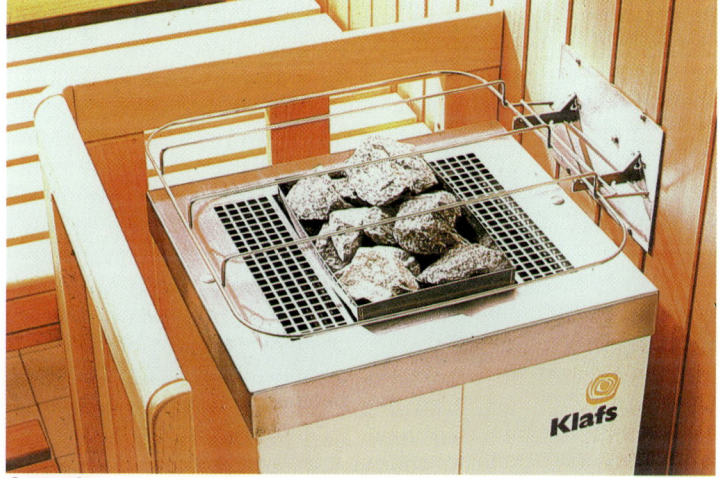
Saunaofen

warm sein (unter 100 Grad Celsius), die Luftaustrittstemperatur nicht wesentlich höher als die Lufttemperatur der aufgeheizten Saunakabine.

Das Saunaklima hängt wesentlich davon ab, ob die Konstruktion des Saunaofens diesen Anforderungen entspricht und ob die Kabine gut be- und entlüftet werden kann.

Saunaöfen werden von darauf spezialisierten Ofenherstellern und von fast allen Saunaherstellern angeboten. In den meisten Fällen wird ein elektrischer Saunaofen verwendet. Wenn aber, z.B. in einer Gartensauna, eine elektrische Beheizung nicht in Frage kommt, so gibt es auch Saunaöfen für Holz-, Öl- oder Gasfeuerung.

Die Zeichnung auf Seite 34 zeigt den Schnitt durch einen vorbildlich konstruierten elektrischen Saunaofen. Hier besteht die Außenverkleidung aus dicken Keramikplatten, die von senkrecht eingearbeiteten Luftkanälen durchzogen werden. Die kalte Luft, die von unten her in die Kanäle einströmt, kühlt die Außenseite der Platten, welche dann nur noch eine geringe

Sicherheitstip
Wenn Sie einen nicht elektrisch beheizten Saunaofen aufstellen wollen, muß ein Kamin vorhanden sein. Beachten Sie dabei unbedingt die entsprechenden feuerpolizeilichen Vorschriften. Sicherheitshalber sollten Sie den örtlich zuständigen Kaminkehrermeister befragen.

Materialkunde: Verschiedene Saunaöfen

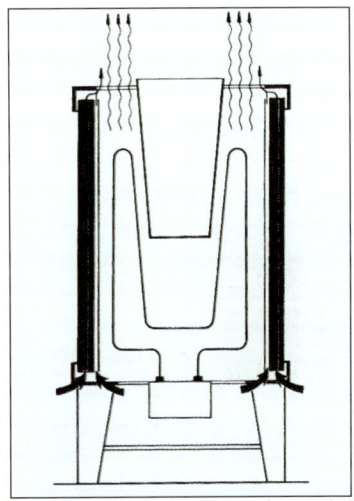

Schnitt durch einen Saunaofen

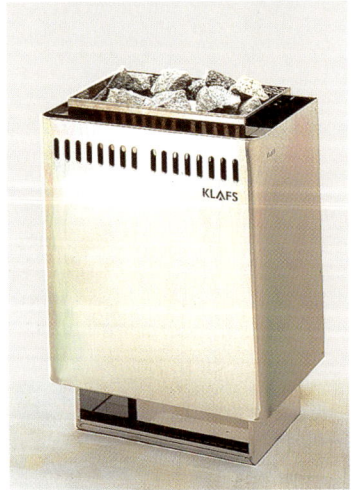

Saunaofen mit Edelstahlverkleidung

seitliche Wärmeabstrahlung haben. An ihrer Innenseite sind die Keramikplatten durch einen zusätzlichen Schutzmantel vor erhöhter Wärmeaufnahme geschützt.
Öfen dieser Bauart haben eine Außenwandtemperatur von etwa 70 Grad Celsius.

Ein weiteres Merkmal guter Saunaöfen erkennen Sie am Verhältnis zwischen Leistungsaufnahme und Länge der einzelnen Heizstäbe. Je niedriger die Leistungsaufnahme (in Watt) und je länger der Heizstab, um so geringer ist auch die Heizstabtemperatur.

Von dieser hängt die Lebensdauer der Heizstäbe ab (bei guten Saunaöfen kann man verbrauchte Heizstäbe auswechseln.) Als Faustformel für die Gesamtleistungsaufnahme gilt: Pro 1 m^3 Rauminhalt der Saunakabine sollte der Ofen eine Leistungsaufnahme von 1 kW haben.

Der abgebildete Schnitt durch einen Saunaofen zeigt einen U-förmig geführten Heizstab, der auch bei relativ geringen Außenmaßen des Ofens immerhin eine Länge von 200 cm hat. Je nach der für die Beheizung der Saunakabine erforderlichen Gesamtleistungsaufnahme werden mehr oder weniger Heizstäbe hintereinandergeschaltet, so daß der Saunaofen in seiner Leistung ziemlich genau auf die Größe der Saunakabine abgestimmt werden kann. Die frische Luft, die durch die große Lufteintrittsöffnung an der Unterseite des Ofens einströmt, wird an solchen langen Heizstäben nicht »verbrannt«, sondern nur so weit erhitzt, wie es für die »milde« Wärme in Ihrer Saunakabine erforderlich ist.

Durch die Luftaustrittsöffnungen an der Oberseite des Ofens strömt die erhitzte Luft mit relativ niedriger Temperatur aus. Gleichzeitig verhindert der große Querschnitt des Heizschachtes einen Wärmestau im Ofen selbst und ermöglicht eine relativ geringe Luftgeschwindigkeit.

Damit der Saunaofen auch Dampfstöße erzeugen kann, befindet sich in seiner Mitte ein wasserdichter Behälter. Er wird mit »Saunasteinen« gefüllt. Wie die anderen, nicht keramischen Bauteile des Saunaofens sollte auch der Steinbehälter aus nichtrostendem Edelstahl sein.

Interessante Möglichkeiten für die Gestaltung der Saunakabine bieten

Materialkunde: Saunaofen als Unterbankgerät

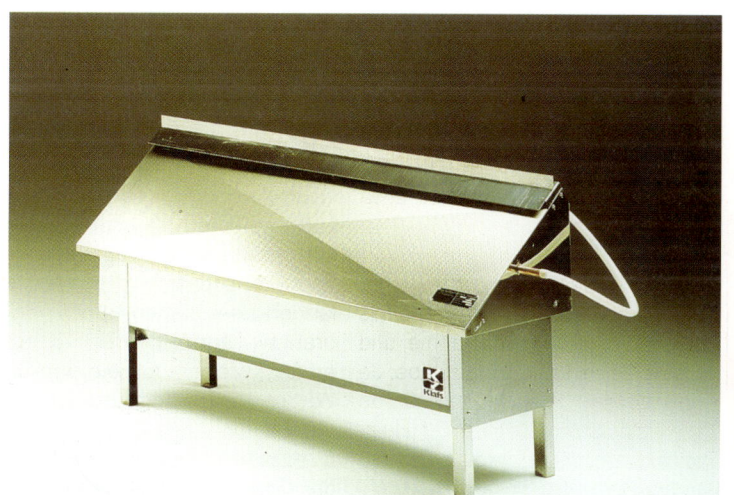

Saunaofen zum Einbau unter die Saunaliegen

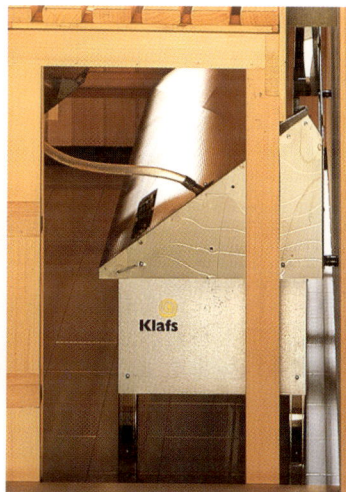

Platzsparendes Unterbankgerät

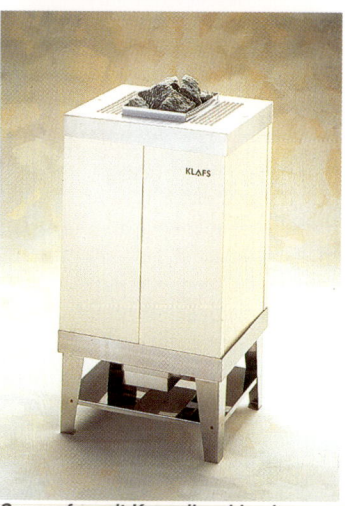

Saunaofen mit Keramikverblendung

Unterbankgeräte, die platzsparend unter den Liegen eingebaut werden können. Voraussetzung ist allerdings eine auf das jeweilige Gerät abgestimmte Konstruktion der Saunakabine, wobei insbesondere ein Warmluftschacht über der Luftleithaube des Geräts und eine veränderte Ausführung der Öffnungen für die Frischluftzufuhr zu berücksichtigen sind.

Die meisten erhältlichen elektrischen Saunaheizgeräte sind VDE-geprüft, viele entsprechen den Anforderungen für das RAL-Gütezeichen Saunabau. Nur ein fachgerecht aufgestellter, VDE-geprüfter und vom Elektromeister angeschlossener Saunaofen garantiert in Verbindung mit dem richtigen Steuergerät die erforderliche Sicherheit.

Sicherheitstip

Häufigste Brandursache bei Saunen ist das versehentliche Ablegen von Gegenständen, beispielsweise Handtüchern, auf der Ofenplatte. Dagegen schützt ein fest montiertes, schräggestelltes Schutzgitter oder eine Sicherheits-Kontaktabschaltung.

Materialkunde: Steuerung des Saunaofens

Das Steuergerät des Saunaofens

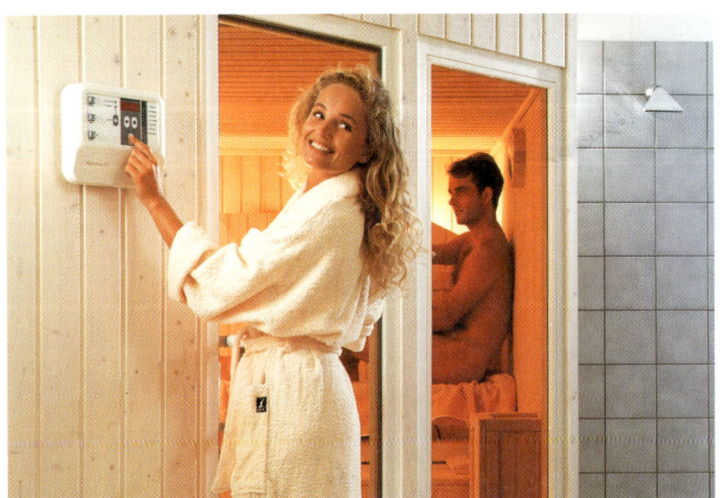

Saunasteuerung

Eine besonders wichtige Komponente Ihrer Saunaheizung ist das Steuergerät. Es sorgt automatisch dafür, daß die einmal gewählte Temperatur auch eingehalten wird. Das heißt, der Saunaofen schaltet sich automatisch ab, wenn die eingestellte Badetemperatur erreicht ist bzw. schaltet sich wieder ein, wenn der Temperaturwert unterschritten wird. Die meisten Steuergeräte sind zwischen etwa 70 und 120 Grad Celsius stufenlos einstellbar. Die Temperaturregelung erfolgt je nach Gerättyp über einen thermostatischen Kapillarfühler oder über einen elektronischen Meßfühler; diese müssen nach Einbauvorschrift knapp unter der Decke der Saunakabine angebracht werden, denn dort herrscht die höchste Temperatur.

Während die thermostatischen Regelungen eine mehr oder weniger große Schaltdifferenz (Temperaturwert zwischen Einschalten und Ausschalten) bis zu 10 Grad Celsius aufweisen, reagieren elektronische Regelungen auf die geringsten Temperaturveränderungen. Nur sie garantieren eine weitgehend konstante Kabinentemperatur. Darüber hinaus sind Saunasteuerungen mit einem Sicherheits-Temperaturbegrenzer ausgestattet. Er schaltet die gesamte Stromzufuhr zum Saunaofen automatisch ab, wenn durch eine Störung die Kabinentemperatur einen bestimmten Wert (meist 139 Grad Celsius) übersteigt. Bei ausgereifteren Modellen ist der Sicherheits-Stromkreis vom Regelstromkreis getrennt und mit einem zusätzlichen Schaltschutz ausgestattet. Er übernimmt die Sicherheits-Abschaltung bei Überhitzung, wenn der Hauptschutz durch einen Defekt ausfallen sollte. Eine weitere sinnvolle Funktion moderner Steuergeräte ist die Begrenzung der Einschaltdauer auf 1–6 Stunden. Die einstellbare Zeitschaltuhr beugt so einer versehentlich längeren Hitzeeinwirkung vor. Bei manchen Geräten gibt es auch die Möglichkeit, einen späteren Einschaltzeitpunkt vorzuprogrammieren.

Da von der Auswahl des Steuergeräts ganz wesentlich die Brandsicherheit Ihrer Saunaanlage abhängt, sollten Sie sich bei seiner Anschaffung besonders sorgfältig beraten lassen. Das Steuergerät muß in seiner Leistung auf die Leistungsaufnahme des Saunaheizgeräts abgestimmt sein.

Materialkunde: Verschiedene Lüftungsvorrichtungen

Auf die Lüftung kommt es an

Gutes Saunaklima ist entscheidend von einer einwandfreien Be- und Entlüftung der Saunakabine abhängig. In einer unzureichend belüfteten Saunakabine staut sich stickige, mit Feuchtigkeit und Ausdünstungen belastete Luft, und die Saunakabine verwandelt sich in einen ungesunden Schwitzkasten. Bei fehlender Frischluftzufuhr kann auch Erstickungsgefahr bestehen. Für das Wohlbefinden der Saunabadenden muß daher ständig frische, sauerstoffreiche Luft zugeführt werden, während gleichzeitig die verbrauchte feuchte Luft wieder abgeführt werden muß.

Eine richtig funktionierende Lüftung erfüllt diese Anforderungen:
• Zuluft- und Abluftelemente haben einen ausreichend großen, auf das Kabinenvolumen abgestimmten Querschnitt, um eine zugfreie und geräuschlose Be- und Entlüftung zu ermöglichen.
• Wird die Kabine mit vielen Personen gleichzeitig besetzt, so sollte ein bis zu 15facher Luftwechsel pro Stunde möglich sein. Der Luftdurchsatz sollte über eine Klappe im Abluftkanal regelbar sein, so daß er problemlos auf die jeweilige Anzahl der Benutzer abgestimmt werden kann. So können beträcht-

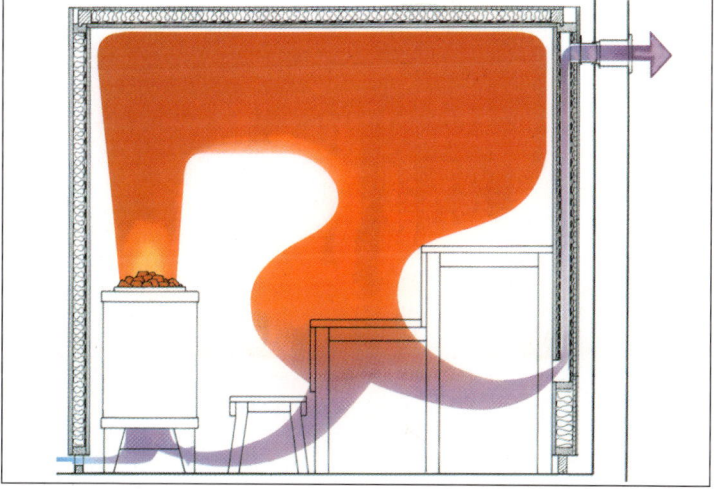

Das Lüftungsschema zeigt, wie frische, kühle Luft unterhalb des Ofens angesaugt und dort erhitzt wird. Sie steigt dann zur Decke und breitet sich gleichmäßig in der Kabine aus. Nach dem Abkühlen wird sie unter den Saunaliegen durch einen Abluftkanal in der Saunawand abgeführt.

liche Heizkosten gespart werden. Schließt man die Abluftklappe während des Aufheizens der Kabine, vermeidet man außerdem einen unnötigen Wärmeverlust.
• Die Zuluft wird aus einem gut belüfteten Nebenraum zum Saunaofen geführt. Die Abluft wird durch einen Mauerdurchbruch oder Abluftkamin ins Freie geleitet. Damit die Abluftführung keine Bauschäden durch Kondenswasser verursacht, wird sie wärmeiso-

liert und mit einer dicht schließenden Dampfsperre versehen. Technisch ausgereifte Sauna-Elementbausätze werden mit einem voll wärmeisolierten, speziellen Abluftelement angeboten, das bei einigen Herstellern sogar mit einer Regelklappe ausgestattet ist. Beim Einbau einer Breitbandentlüftung für einen thermodynamisch besonders günstigen Luftabzug richtet man sich am besten nach den Einbauvorschriften des Herstellers.

Materialkunde: Sinnvolles Zubehör

Innenausstattung – zweckmäßig und hitzebeständig

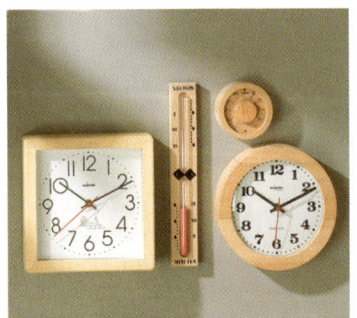

Saunauhren, Sanduhr, Kurzzeitwecker

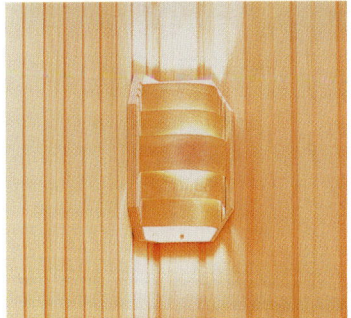

Wandleuchte

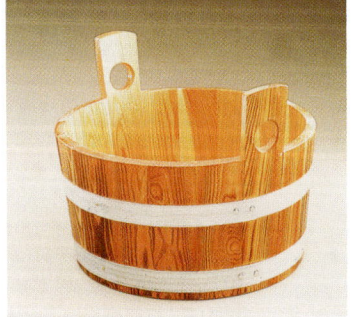

Fußwärmebecken aus Holz

Wenn Sie Ihr Saunazubehör einkaufen, sollten Sie grundsätzlich auf höchste Qualität und beste handwerkliche Ausführung achten, denn die Ausstattung ist immer starken Belastungen durch Wasser, Feuchtigkeit und wechselnde Temperaturen ausgesetzt. Dies gilt insbesondere für alle Gegenstände, die aus Holz gefertigt sind. Holz eignet sich in jedem Fall ideal für den gesamten Saunabereich, hat aber auch seine Schwächen, wenn es mangelhaft verarbeitet wurde oder nicht sachgemäß gepflegt wird.

Schäden durch falsche Benutzung lassen sich vermeiden. Zubehör, das im trockenen Klima der Saunakabine verwendet wird (Saunauhren, Thermometer, Hygrometer, Kopfkeile), darf nicht aus der Kabine herausgenommen werden. Durch die Feuchte im Naßraum verzieht sich das Holz und es entstehen Spannungsrisse.

Anders verhält es sich mit hölzernem Zubehör im Naßraum. Hölzerne Tauchbecken (ohne Kunststoffeinsatz), Fußwärmebecken und Saunaeimer sollten niemals austrocknen. Sie werden undicht, weil die Holzdauben schrumpfen. Aufgußkübel und Kelle gehören nicht in die Saunakabine, sondern vor die Kabinentür. Das im Kübel verdunstende Wasser würde die Feuchtigkeit in der Kabine unnötig erhöhen. Ein in der Kabine vergessener leerer Kübel wird bei den hohen Temperaturen bald undicht.

Unbedingt erforderliches Zubehör für die Saunakabine sind Saunauhren und Klimameßgeräte. Um die Verweildauer in der Kabine zu messen, haben sich Sanduhren am besten bewährt.
Es ist sinnvoll, mehrere Sanduhren aufzuhängen, damit jeder Saunabesucher sich nach »seiner« Uhr richten kann.

Profitip
Achten Sie beim Einkauf darauf, daß die Metallreifen der Wasserkübel nachspannbar sind. Dann können Sie undichte Kübel »retten«: Spannen Sie erst die Reifen nach. Umwickeln Sie dann den Kübel mit einer alten Decke und halten Sie diese so lange feucht, bis der Behälter durch das Quellen des Holzes wieder dicht geworden ist. Bei gut verarbeiteten Behältern lohnt sich dieser Versuch.

Materialkunde: Sinnvolles Zubehör

Als Klimameßgeräte kommen Saunathermometer und Saunahygrometer bzw. sogenannte Kombigeräte in Frage. Die Skalen sollten einen möglichst großen Durchmesser haben und leicht abzulesen sein. Beide Geräte befestigt man kurz unterhalb der Kabinendecke so, daß sie von außen her durch das Türfenster sichtbar sind.

Im Naßbereich und in der Saunakabine wird der gefliese Boden oft mit Matten oder Rosten belegt, um kalte Füße zu vermeiden. Dafür sind Holzroste wenig geeignet (Splittergefahr, Übertragung von Fußpilz). Antirutschmatten aus Kunststoff sind ebenfalls fußwarm und können leicht mit Seife und Bürste gereinigt werden.

Saunaventilatoren werden bei schwierigen Be- und Entlüftungsverhältnissen im Naßraum oder in der Saunakabine eingesetzt. Achten Sie beim Kauf darauf, daß die Laufgeräusche gering sind.

Sauna-Aufgußkonzentrate erfrischen die Luft durch natürliche ätherische Öle. Wichtig ist, daß sie keine ungesunden chemischen Zusätze enthalten und auf den Aufgußsteinen restlos verdampfen.

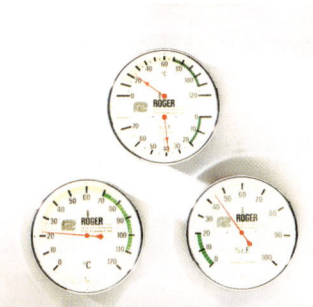
Thermometer, Hygrometer

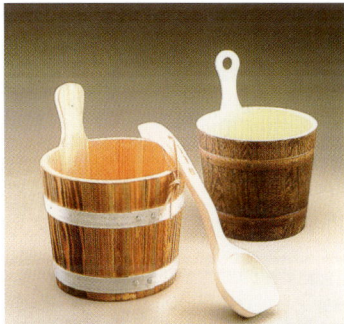
Kübel und Kelle

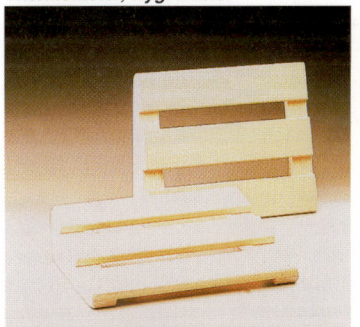
Kopf- bzw. Fußkeile

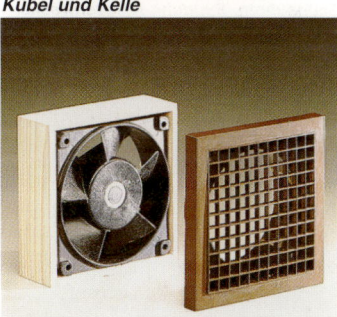
Ventilator und Schutzgitter

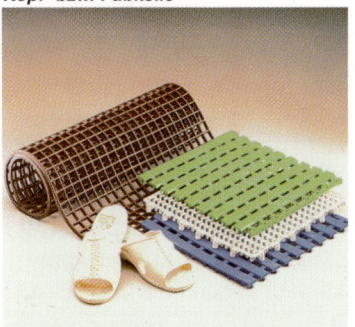
Antirutschmatten

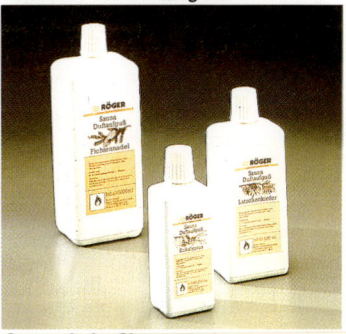
Sauna-Aufgußkonzentrate

Materialkunde: Materialbedarf

Der Materialbedarf für Ihre Saunakabine

Der komplette Selbstbau einer Saunakabine erfordert neben einigem handwerklichen Geschick und dem richtigen Werkzeug vor allem passendes Material:
Gut abgelagertes Holz in bester Qualität und in den benötigten Stärken und Sortierungen.

Viele Heimwerkermärkte und Holzhandlungen bieten Sauna-Profilbretter und entsprechende Befestigungsmittel an. Doch abgelagerte und verzugsfreie Kanthölzer für die Rahmenkonstruktion sowie sorgfältig gehobelte Abachi- oder Pappelleisten für die Saunakabinen sind nicht in jedem Heimwerkermarkt zu haben.

Die Saunatür, die besonders hohe Anforderungen erfüllen muß, wird in den meisten Fällen nicht selbst gebaut, sondern bei einem Saunahersteller bestellt. Falls Ihre örtlichen Lieferanten bereits bei dieser Bestellung versagen, tun Sie gut daran, die Saunaliegen zusammen mit der Tür zu bestellen.

Auch der Kauf eines kompletten Materialbausatzes bietet sich an. Die von vielen Saunaherstellern angebotenen Materialbausätze beinhalten in der Regel alle für den Selbstbau einer Saunakabine benötigten Teile. Nicht enthalten ist oft das Dämmaterial.

Gut ausgelegte Materialbausätze für eine Sauna mit 2 x 2 m Grundfläche kosten einschließlich Saunaofen und Steuergerät je nach Holzart zwischen 3 000 und 4 000 DM. Berechnet man die komplette Materialbeschaffung vor Ort, zuzüglich der Kosten für Saunatür, Saunaofen, Steuerung und Dämmaterial, so beträgt die mögliche Ersparnis höchstens zwischen 500 und 1 000 DM. Grund genug, sorgfältig zu kalkulieren und alle Material- und Beschaffungskosten miteinander zu vergleichen.

Möchten Sie sich das benötigte Material dennoch im örtlichen Fachhandel besorgen, so ist eine genaue Planung mit maßstabgerechter Zeichnung unbedingt notwendig. Zeichnen Sie jede Wand Ihrer Saunakabine im Maßstab 1:10 auf Millimeterpapier und versehen Sie die Zeichnungen mit exakten Maßangaben. Dieser Zeichnung können Sie dann die genauen Maße und Stückzahlen der benötigten Hölzer entnehmen.

Entscheidendes Kriterium für die lichten Abstände zwischen den Rahmenhölzern ist die Breite des Dämmaterials (beispielsweise Steinwollplatten in 50 cm Breite), das Sie verwenden wollen. Für die erwünschte Dämmwirkung kommt es auf die Dicke des Dämmaterials an. Danach richten sich die Stärke der Kanthölzer und die jeweilige Länge der Dübelschrauben, die Sie für die Befestigung an der Wand benötigen.

Jede Saunakabine muß den jeweiligen räumlichen Gegebenheiten genau angepaßt werden. Deshalb können die hier gemachten Angaben keine genauen Maße für den montagegerechten Zuschnitt beim Fachhandel vermitteln.

Am besten geht man bei der Bestellung der Kanthölzer, Leisten und Bretter von einem leichten Übermaß der Längen aus. Für die genaue Anpassung müssen Sie die Holzteile vor Ort einzeln ablängen.

Die nebenstehende Materialliste bezieht sich auf eine Saunakabine mit den Außenabmessungen von maximal 200 x 200 x 200 cm. Die Kabine soll mit der Rück- und einer Seitenwand an die Raumwände angebaut werden.

Materialkunde: Materialbedarf

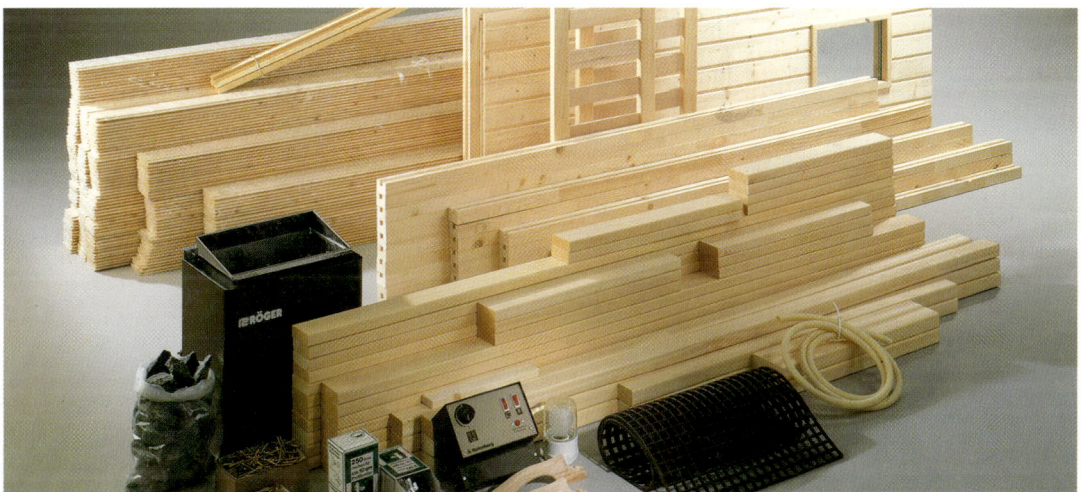

Materialbausatz für Saunakabine

Zubehör

1 Saunaofen, für ein Raumvolumen von etwa 8 m³, komplett mit Aufgußsteinen
1 Saunasteuergerät passend zum Saunaofen
1 Saunatür, komplett mit Rahmen, Scharnieren und Verschluß
1 Satz Lüftungsgitter 450 x 75 mm für die Frischluftöffnung
1 Satz Lüftungsgitter für die Abluftöffnung
1 Saunaleuchte

Saunakabine

30 Kanthölzer, gehobelt, 40 x 40 mm stark, 2100 mm lang
20 m² Sauna-Profilbretter, nord. Fichte oder Hemlock, 2050 mm lang, für die Innenverbretterung
10 m² Profilbretter, nord. Fichte oder Hemlock, 2050 mm lang, für die Außenverbretterung; bei Außenverbretterung bis zur Raumdecke entsprechend länger

Dämmaterial

20 m² Steinwollplatten, 40 mm stark, 500 mm breit
25 m² Aluminiumfolie für die Dampfsperre
4 Liegeauflageleisten, 68 x 46 mm, 500 mm lang

Inneneinrichtung

4 Deckleisten, 28 x 28 mm, 2000 mm lang
15 Abachileisten für die Liegen, gehobelt, geschliffen, Kanten verrundet, 75 x 30 mm, 2000 mm lang
6 Abachileisten als Rahmenhölzer für die Liegen, 100 x 30 mm, 2000 mm lang
12 Abachileisten als Querverstrebungen für die Liegen, 75 x 30 mm, 500 mm lang

Kleinmaterial

0,5 kg Dispersionsleim
0,5 kg Holzschrauben, Flachkopf verzinkt, 90 x 6 mm
0,5 kg Nägel verzinkt
Sauna-Profilbrettklammern für ca. 30 m² Profilbretter

Werkzeugkunde

Die wichtigsten Werkzeuge

Auf diesen beiden Seiten finden Sie Kurzbeschreibungen der wesentlichen Werkzeuge, die Sie zum Bau von Sauna und Fitnessraum benötigen. Welche Werkzeuge Sie für einzelne Arbeitsgänge und -anleitungen brauchen, ersehen Sie aus den Abbildungen unter der Rubrik »Werkzeug«, die Sie bei allen Arbeitsanleitungen finden.

Werkzeuge zum Messen

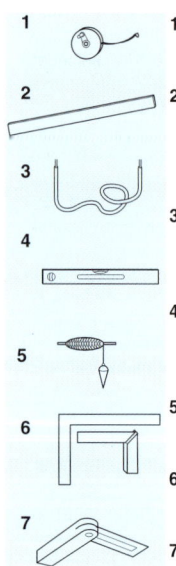

1 **Bandmaß:** Zum genauen Ausmessen von größeren Abständen ein unerläßliches Werkzeug.

2 **Richtscheit:** Zum Messen in Verbindung mit der Wasserwaage von Höhendifferenzen innerhalb von Verlegeflächen, beim Verlegen von Estrichen, beim Ausrichten von Lattungen.

3 **Schlauchwaage:** Ein durchsichtiger, mit Wasser gefüllter Schlauch, der sich zum Messen von Höhendifferenzen über größere Entfernungen hinweg eignet.

4 **Wasserwaage:** Zum waagrechten und senkrechten Einmessen von Lattungen und Verkleidungen, zum Feststellen von Höhendifferenzen gut geeignet.

5 **Senklot:** Wird verwendet, um vertikal übereinanderliegende Punkte sicher zu bestimmen.

6 **Winkelmaß:** Es eignet sich zum Anzeichnen rechter Winkel beim Ablängen von Latten, Kanthölzern, Brettern usw.

7 **Schmiege:** Zum Übertragen von Winkeln auf Latten, Kanthölzer und Bretter.

Werkzeuge zum Sägen und Schneiden

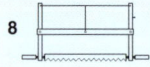

8 **Tischlersäge:** Eignet sich zum Ablängen von Brettern und Platten aller Art.

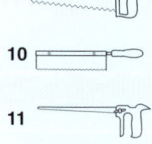

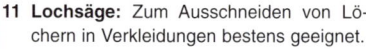

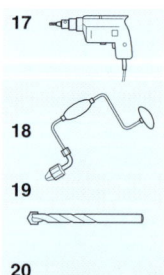

9 **Fuchsschwanz:** Zum Ablängen von Brettern, Latten, Kanthölzern und zum Sägen von festen Dämmstoffplatten und Verbundplatten.

10 **Feinsäge:** Sie eignet sich zum sauberen Ablängen von Leisten.

11 **Lochsäge:** Zum Ausschneiden von Löchern in Verkleidungen bestens geeignet.

12 **Gehrungssäge:** Um beim Sägen den Winkel genau einhalten zu können, sind feststellbare Gehrungssägen sehr nützlich. Winkel von 45 Grad können jedoch genausogut in einer Gehrungslade geschnitten werden.

13 **Handkreissäge:** Zum Sägen von Brettern, Platten, Latten und Kanthölzern. Besonders nützlich zum Besäumen von Brettern und Platten.

14 **Stichsäge:** Zum Ausschneiden von Aussparungen in Brettern und Platten.

15 **Teppichbodenmesser:** Eignet sich zum Schneiden von Bodenbelägen, Folien und dünnen Dämmstoffplatten.

16 **Fliesenschneider:** Zum Anreißen von Fliesen an der Sollbruchstelle.

Werkzeuge zum Befestigen

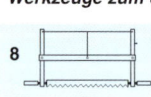

17 **Elektrobohrmaschine:** Zum Bohren von Löchern in Kanthölzer und Latten, zum Bohren von Dübellöchern in Wände, Decken und Fußböden mit Hilfe der Schlagbohreinrichtung.

18 **Bohrwinde:** Zum Bohren von Löchern in Holz.

19 **Steinbohrer:** Mit speziell geformter Spitze zum Bohren von Dübellöchern in Stein, Beton und Mauerwerk.

20 **Holzbohrer:** Zum Bohren von Löchern in Holz. Werden hiermit Löcher ins Mauerwerk gebohrt, so wird der Bohrer sofort unbrauchbar.

Werkzeugkunde

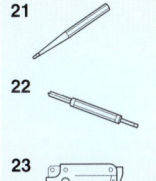

21 Versenkstift: Zum Versenken von Nägeln, um Beschädigungen des Holzes zu vermeiden.

22 Nagelhalter: Er ist recht nützlich beim Befestigen von Sauna-Pofilbrettern mit Profilbrettklammern.

23 Tacker: Er eignet sich bestens zum Befestigen von Folien mit Klammern.

24 Schraubzwinge: Häufig werden beim Sägen oder Befestigen von Profilbrettern Schraubzwingen eingesetzt. Man sollte darauf achten, daß es durch zu festes Anziehen der Schraube nicht zu Beschädigungen des Holzes kommt. Es ist ratsam, eine Unterlage aus Holz bei dieser Arbeit zu benutzen.

25 Wasserrohrzange: Zum Festdrehen und Öffnen von Verschraubungen an Wasserleitungen und Wasserhähnen. Zur Vermeidung von Kratzern umwickelt man verchromte Teile mit einem Stück Stoff.

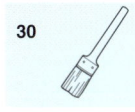

30 Lasurpinsel: Spezielle Lasurpinsel ermöglichen ein gleichmäßiges Auftragen verschiedenster Lasuren.

Weitere wichtige Werkzeuge

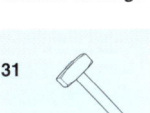

31 Fäustel: Einen Fäustel oder einen schweren Hammer benötigen Sie für grobe Vorarbeiten, z. B. beim Ausbrechen von Öffnungen im Mauerwerk.

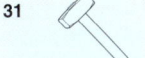

32 Stahlglätter: Er wird verwendet, um aufgetragenen Putz zu glätten.

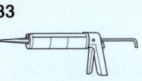

33 Auspreßpistole: Zum Verfüllen von Fugen im Mauerwerk und zum Abdichten von Dehnungsfugen in Bädern und Duschen eignet sich eine Silikon-Dichtungsmasse, die man mit einer Auspreßpistole aufträgt.

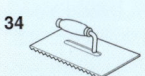

34 Zahnkelle: Mit ihr wird der Fliesenkleber »gekämmt«. Auf der so vorbereiteten Fläche lassen sich die Fliesen gut und sauber verlegen.

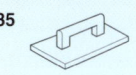

35 Reibbrett: Es wird benötigt, um bereits »angezogenen« Putz zu ebnen, sowie um Fließestrich beim Verlaufen zu unterstützen, also bei den Vorarbeiten zum Saunabau.

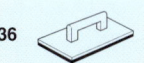

36 Schwammbrett: Bei geebneten Putzflächen wird der Verputz mit dem nassen Schwammbrett verrieben, um die Poren zu füllen.

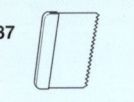

37 Zahnspachtel: Verwendet man, um Teppichbodenkleber aufzutragen.

38 Abziehlehre: Zum Glätten von Dämmstoffkörnung und Mörtel am Boden.

39 Flechterzange: Zum Brechen von Aussparungen in Fliesen.

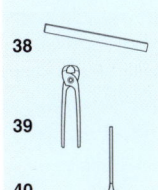

40 Flügelrührer: Ein Zusatzgerät zur Elektrobohrmaschine, mit dem man problemlos Mörtel ohne großen Kraftaufwand und Klumpenbildung anrühren kann.

Werkzeuge zur Holzbearbeitung

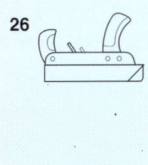

26 Hobel: Zum Hobeln von Profilbrettern, deren Kanten mit der Säge besäumt wurden, und zum Abhobeln von Nuten und Federn beim Einpassen von Profilbrettern. Hierfür eignet sich natürlich auch ein elektrischer Hobel, mit dem man besonders saubere Kanten erhält. Er gehört nicht zur Grundausstattung eines Heimwerkers, lohnt sich aber bei häufiger Verwendung.

27 Stechbeitel: Zum Ausstemmen von Löchern in Profilbrettern und Kanthölzern sowie beim Verzapfen von Holzteilen.

Werkzeuge zur Oberflächenbehandlung

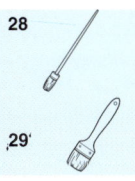

28 Beizpinsel: Zum Auftragen von Beizen werden spezielle Borstenpinsel verwendet, deren Borsten nicht mit Metall gebunden sind. Denn Beizen verfärben sich bei Metallkontakt.

29 Lackierpinsel: Er eignet sich zum Auftragen von Lacken aller Art.

Grundkurs: Mörtel anrühren

Reparaturen und Montage

In vielen Fällen wird man die Saunaanlage oder den Fitnessraum in einen früher anders genutzten Raum (Kellerraum, Dachraum, Nebengebäude, Garage) bauen. Beim Umbau fallen dann häufig eine Reihe von Reparaturen an, und es sind Elektro- und Wasserleitungen sowie Abwasserrohre zu verlegen.

● Wenn Sie den Reparaturmörtel anmischen, füllen Sie immer erst das Wasser in den Anmachbecher aus Gummi, bevor Sie das Pulver hinzugeben. Mischen Sie nur so viel Mörtel an, wie Sie in der offenen Zeit des Mörtels tatsächlich verarbeiten können. Angaben hierzu finden Sie auf der Verpackung.

● Der Mörtel muß zügig und gründlich durchgerührt werden, damit sich keine Klumpen bilden. Ist die Mischung zu weich, geben Sie noch etwas Mörtelpulver hinzu.

Nach wenigen Versuchen haben Sie genügend Erfahrung, um die nötige Pulvermenge und die offene Zeit beurteilen zu können.

● Risse reinigen Sie zunächst mit einer Drahtbürste von losem Putzmaterial und Staub. Eine der wichtigsten Voraussetzungen für die gute Haftung des Mörtels ist, daß Sie die Reparaturstelle gründlich mit Wasser vornässen. Nach dem Vornässen mit einem Pinsel wird die Mörtelmasse mit dem Spachtel oder der Kelle aufgetragen und anschließend mit dem Stahlglätter abgezogen.

● Auch der nachträgliche Einbau von Fensterbänken läßt sich mit Reparaturmörtel leicht bewerkstelligen. Legen Sie die Fensterbank in das frisch aufgetragene Mörtelbett.

Die Fensterbank muß dann sofort, bevor der Mörtel erhärtet, waagerecht ausgerichtet werden. Verwenden Sie hierzu eine Wasserwaage und einen Gummihammer zum Anklopfen.

Nachdem der Mörtel erhärtet ist, schließen Sie auch den noch offenen Rand mit Reparaturmörtel.

Profitip
Für Reparaturen an begrenzten Flächen (Löcher, Schlitze, Ecken, Putzschäden) gibt es spezielle »Reparaturmörtel«, die sich auch dazu eignen, Leitungen und Rohre in Mauerschlitzen zu befestigen. Vorteil: Sie binden schnell ab, werden sehr hart und lassen sich ohne Mühe glatt verarbeiten. Großflächige Putzschäden repariert man allerdings besser mit einem langsamer abbindenden Mörtel.

● Schadstellen im Bereich von Tür- und Fensteröffnungen werden erst gründlich mit der Drahtbürste gereinigt. Lose Putzteile schlagen Sie mit dem Hammer ab. Dann wird der Untergrund vorgenäßt und der Mörtel mit der Kelle aufgetragen.

● Wenn der Mörtel angezogen hat, kann er mit dem Stahlglätter abgezogen werden. Hierbei arbeitet man von der frisch verputzten Fläche her nach deren Rändern hin.

Fehlstellen ergänzen Sie durch weiteren Auftrag von Mörtel mit dem Glätter. Glatte Übergänge erhalten Sie durch Überstreichen mit einem nassen Pinsel.

● Beim Bau einer Sauna müssen meistens auch neue Wasserleitungen verlegt werden. Voraussetzung hierfür ist eine zentimetergenaue Planung der Anschlußstellen für die benötigten Armaturen. In vielen

Grundkurs: Wasserleitungen verlegen und Steckdosen setzen

Heimwerkermärkten werden Kupferrohre, Fittings und auch Armaturen recht preisgünstig angeboten. Sie können Kosten sparen, wenn Sie die Leitungsschlitze selbst in die Wand stemmen. Den genauen Verlauf der Mauerschlitze und -durchbrüche für Wasserleitungen und Abflußrohre müssen Sie vorher mit dem beauftragten Monteur absprechen.

Wenn die Leitungen verlegt sind, müssen die Schlitze und Mauerdurchbrüche wieder geschlossen werden. Um zu vermeiden, daß hierbei Mörtelmasse in die Leitungen gelangt, verschließen Sie diese mit speziellen, einschraubbaren Kunststoffstöpseln. Vor dem Anmischen des Mörtels nässen Sie mit Wasser und einem Pinsel gründlich vor.

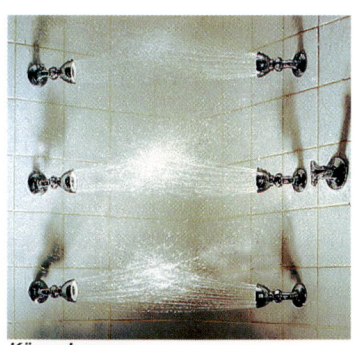

Körperbrause

- Wenn die Leitungen nicht mit Rohrschellen befestigt sind, so können Sie eine sichere Befestigung herstellen, indem Sie punktweise Mörtelmasse auftragen. Halten Sie das Leitungsrohr dabei so lange fest, bis der Mörtel abgebunden hat.

Voraussetzung für diese Befestigungsmöglichkeit ist, daß die Rohrleitungen mit wärmedämmenden Rohrschalen, mit gewalktem Filz (z.B. aus Mineralwolle) oder speziellem Kunststoffrohr umgeben sind.

- Hiernach schließen Sie den Leitungsschlitz, indem Sie die Mörtelmasse zügig mit Spachtel oder der Kelle auftragen. Achten Sie darauf, daß erhärtender Mörtel nicht übersteht. Zum Schluß glätten Sie die erhärtende Mörtelfläche mit einem gut mit Wasser angefeuchteten Pinsel.

- Das Verlegen von Elektroleitungen, insbesondere im Saunabereich, ist auf keinen Fall Sache des Heimwerkers. Sie können jedoch auch hierbei Kosten sparen, indem Sie nach Absprache mit dem ausführenden Fachmann die Leitungsschlitze in die Wände stemmen und diese zuletzt wieder verschließen.

> **Sicherheitstip**
> Voraussetzung für jede Arbeit am Elektronetz ist, daß alle betroffenen stromführenden Leitungen durch Abschalten im Sicherungskasten stromlos gemacht werden.

Eine Steckdose (Schalterdose, Abzweigdose) setzt man ganz einfach, indem man sie in den vorher aufgetragenen frischen Mörtel eindrückt. Solange der Mörtel noch nicht abgebunden hat, sollte man sie festhalten.

Hiernach führen Sie das bereits verlegte Kabel durch die seitliche Öffnung und verschließen die Dose am besten mit zusammengeknülltem Zeitungspapier. So kann bei den nachfolgenden Arbeiten kein Mörtel in die Steckdose gelangen.

- Bei größeren Stemmlöchern ist es sinnvoll, den Mörtel nicht auf einmal, sondern in mehreren Schichten einzubringen. Um Mörtel zu sparen, können Sie hierbei auch Bruchstücke von Mauersteinen mitverarbeiten. Die letzte dünne Schicht ziehen Sie dann mit dem Glätter auf. Zum Schluß überstreichen Sie die erhärtende Mörtelfläche mit einem nassen Pinsel.

Grundkurs: Rohrschalen zurechtschneiden

Wasser- und Heizungsrohre dämmen

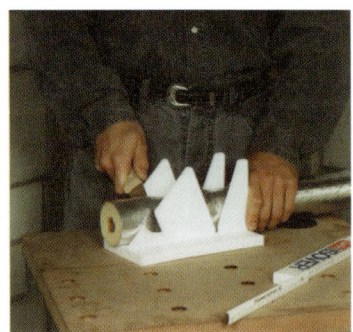

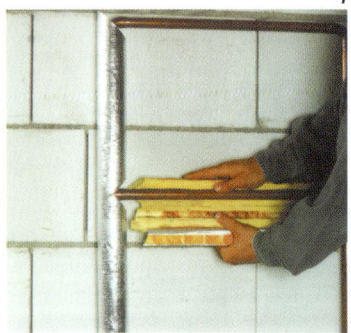

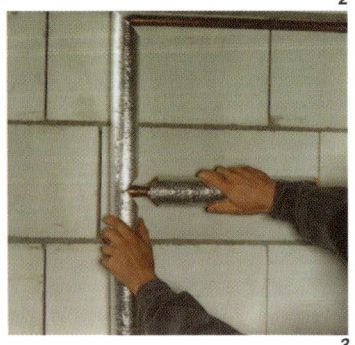

Meistens müssen beim Ausbau von Sauna und Fitnessraum auch neue Rohrleitungen für die Heizung und für Heiß- und Kaltwasser verlegt werden. Wo diese Rohrleitungen unter Putz oder in Decken verlaufen, jedoch auch dort, wo sie frei verlegt sind, kommt es bei Heißwasserleitungen zu einem hohen Verlust an Heizenergie. Die Wärme entweicht ungenutzt dorthin, wo sie gar nicht gebraucht wird.

Gleichzeitig stellt sich ein weiteres Problem bei ungedämmten Rohrleitungen: Das in den Leitungen fließende Wasser entwickelt Geräusche, die sich über die Luft und die Befestigungen der Leitungen übertragen und zu einer unangenehmen Erhöhung der Hintergrundgeräusche im Haus führen können.
Dies gilt in stärkerem Maße noch für Kaltwasserleitungen (zum Beispiel der Zuleitung für die Dusche oder die Schwallbrause im Abkühlbereich der Sauna). Dort tritt durch den wesentlich stärkeren Durchfluß des Wassers eine noch höhere Geräuschentwicklung als bei Warmwasserleitungen auf.

Wo beim Ausbau von Sauna und Fitnessraum neue Rohrleitungen verlegt werden müssen, bietet sich eine Dämmung dieser Leitungen mit Rohrschalen aus Mineralfaser als eine sinnvolle und fachgerechte Maßnahme an.

Nach der Heizanlagen-Verordnung in der derzeit gültigen Fassung geht man bei einer Wärmeleitfähigkeit des Dämmstoffes von 0,035 W/(mk) davon aus, daß der Dämmstoff in seiner Dicke dem Rohrdurchmesser entsprechen sollte.

Im Fachhandel sind Rohrschalen dieser Wärmeleitfähigkeitsgruppe in den verschiedensten Dicken für alle gängigen Rohrdurchmesser erhältlich. Es gibt unkaschierte und mit Aluminiumfolie überzogene Rohrschalen.

Erstere müssen, damit sie schließen, an ihren Längsschlitzen mit Draht oder Klebeband umwickelt werden, letztere haben einen selbstklebenden Randstreifen, der die Verlegung einfach macht.

1 Messen Sie zunächst die Längen und Durchmesser aller Rohrleitungen, die Sie dämmen müssen, aus. Die erhaltenen Maße brauchen Sie zum Einkauf bzw. Bestellen der benötigten Rohrleitungen.

Grundkurs: Rohrschalen montieren

Beginnen Sie, das Dämmaterial an den Rohrbögen bzw. Abzweigungen zu befestigen. Die Rohrschalen werden mit einem Messer in der beim Hersteller oder im Fachhandel zu beziehenden Schneidlade entsprechend der Herstelleranleitung eingeschnitten. Für Rohrbögen macht man zwei v-förmige Einschnitte.

2 Schieben Sie die eingeschnittene Rohrschale über den Rohrbogen. Verschließen Sie die offenen Längskanten mit der überstehenden Aluminiumfolie.

3 Für die Dämmung der Abzweigstellen werden die Rohrschalen entsprechend der Abbildung 1 auf der Scheidlade zugeschnitten. Nach dem Aufstecken auf die Rohre passen sie fugendicht zueinander. Verschlossen werden die Längskanten wieder mit dem überstehenden Folienrand.

4 Schieben Sie die Anschlußstücke über die Rohre und verschließen Sie auch diese mit der überstehenden Aluminiumfolie.

5 Nachdem Sie alle Teile verschlossen haben, schieben Sie die Rohrschalen fugendicht aneinander. Montieren Sie auf diese Weise eine Rohrschale nach der anderen. Die jeweils letzte Rohrschale vor einem Anschlußstück müssen Sie paßgenau ablängen. Bei Rohrschellen kommt es besonders darauf an, daß der Abstand zur zuletzt verlegten Schale genau ausgemessen wird.

Im gemessenen Abstand wird dann die Rohrschale entsprechend der Befestigung zugeschnitten. Ist die Aussparung zu groß geraten, so wird sie mit einem Teil des ausgeschnittenen Stücks wieder zugestopft, damit die Stelle dicht ist.

6 Zum Schluß werden alle Übergangsstellen bei den Rohrbögen, den Abzweigungen und zwischen den geraden Rohrschalen fest mit selbstklebendem Aluminiumband umwickelt.

Profitip
Unzugängliche Rohrstücke an Mauerdurchbrüchen, die zum Verlegen von Rohrschalen erst vergrößert werden müßten, dämmen Sie mit loser Mineralwolle, die sich mühelos um die Rohre herum in die Durchbrüche stopfen läßt (sogenannte Stopfdämmung).

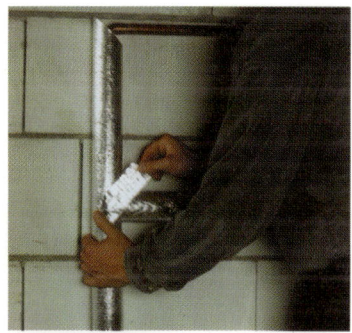
4

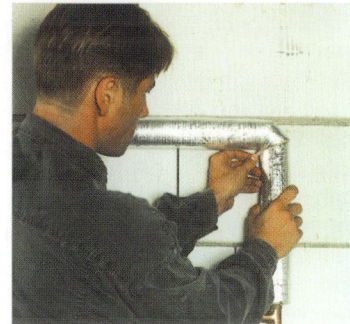
5

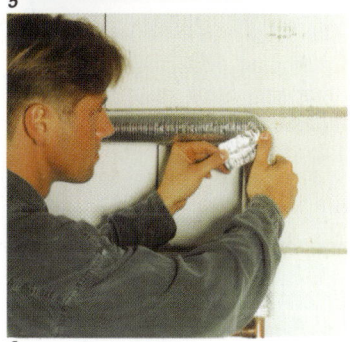
6

Arbeitsanleitung: Saunaanlage planen

Die Planung Ihrer Saunaanlage

Eine Sauna läßt sich in jedem Haus und in jeder Wohnung einbauen. Schon in einem kleinen Zimmer von 6 m², das im günstigsten Fall neben dem Bad liegt und von dort aus zu erreichen ist, läßt sich eine Saunakabine aufstellen. Als Mindestanforderung für eine Saunaanlage mit Abkühl- und Ruheteil gilt eine Grundfläche von 12 m², recht großzügige Räumlichkeiten lassen sich schon auf einer Grundfläche von 20 m² einrichten.

Verschiedene Bereiche Ihres Hauses oder Ihrer Wohnung können für den Einbau einer Sauna genutzt werden: Leerstehende Dachgeschosse oder Kellerräume sowie Garagen oder Nebengebäude (eventuell mit angrenzendem Garten für das Frischluftbad) bieten sich an.

Wichtigste Voraussetzung für die Einrichtung einer Saunaanlage ist allerdings eine sorgfältige und detaillierte Planung. Lassen Sie sich hierfür viel Zeit und zeichnen Sie die Pläne auf Millimeterpapier.

Auf den folgenden Seiten finden Sie als Anregung verschiedene Planungsbeispiele, die bewußt auf die Raumverhältnisse in Einfamilienhäusern und Wohnungen zugeschnitten sind. Beachten Sie bei der Planung Ihrer eigenen Saunaanlage bitte folgende Punkte:

- *Größe*

Gehen Sie von der Zahl der Badenden aus und denken Sie daran, daß gemeinsames Saunabaden oft mehr Spaß macht. Soll die Sauna beispielsweise von vier Personen gleichzeitig benutzt werden, so muß die Saunakabine eine Mindestgrundfläche von 2 x 2 m haben. Durch eine geschickte Anordnung der Liegen und des Heizgerätes können Sie bei dieser Grundfläche Liegeplätze für drei bis vier Personen schaffen.

- *Aufstellungsort*

Der Aufstellungsort für die Saunakabine sollte so gewählt werden, daß die Abluft durch einen Mauerdurchbruch ins Freie geführt werden kann. Zuluft wird aus einem belüftbaren Vorraum bezogen.

- *Wasseranlagen*

Sie brauchen mindestens eine Dusche (mit Warmwasseranschluß zur Vorreinigung), wenn möglich mit Körperbrausen und einer Schwallbrause kombiniert. Um ein Kaltwassertauchbecken aufstellen zu können, benötigen Sie etwa 1,5 bis 2 m² Grundfläche. Wollen mehrere Personen die Naßräume gleichzeitig benutzen, ist es sinnvoll, eine größere Duschecke (ohne Duschwanne) einzubauen, die durch einen großen Vorhang oder durch Plexiglasscheiben vom übrigen Raum abgetrennt ist.

- *Frischluftbad*

Ideal hierfür ist natürlich ein direkter Ausgang ins Freie, auf eine Terrasse, in den Garten oder einen geschützten Hofraum. Einen Sichtschutz kann man einfach durch einen Flechtzaun aus Holz oder ähnlichem Material herstellen. Wenn ein Ausgang ins Freie nicht möglich ist, so sollte der Saunavorraum durch ein offenes Fenster gut belüftbar sein. Dieser Raum kann dann jedoch nicht als Ruheraum dienen, weil er für das Frischluftbad nicht beheizt werden sollte.

- *Ruheraum*

Ein eigener Ruheraum ist in Privatsaunen nicht unbedingt erforderlich, wenn sich Schlaf- und Wohnzimmer zum Entspannen zwischen und nach den Saunagängen eignen. Wo ausreichend Platz zur Verfügung steht, sollte jedoch ein Ruheteil abgetrennt werden.

Arbeitsanleitung: Saunaanlage bauen

Planungsbeispiel 1

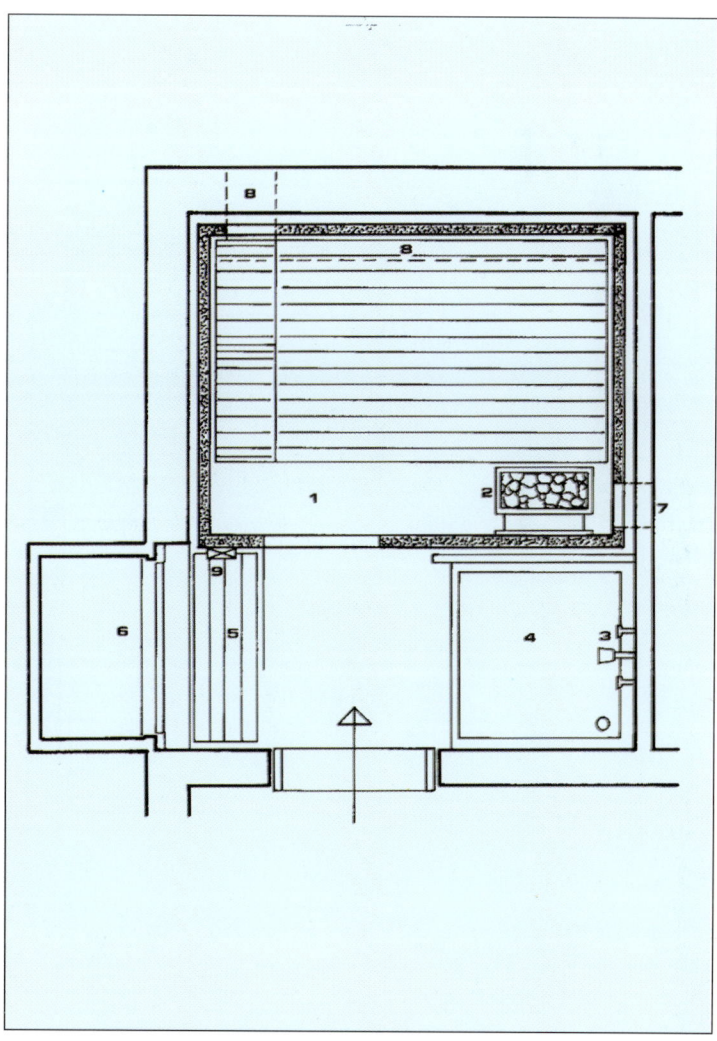

Planungsbeispiel 1

Auf 6 m² kann man diese Saunaanlage einrichten. Die Saunakabine (1) hat die Außenmaße 217 x 166 cm und bietet Platz für 2–3 Personen. Der kleine Saunaofen (2) braucht nur wenig Platz.

Zur Belüftung des Vorraums dient ein Fenster mit Lichtschacht (6), unter dem eine Sitzbank (5) aufgestellt ist.

Die Frischluft wird aus einem belüfteten Nebenraum zugeführt (7), die Abluft über einen Mauerdurchbruch (8) direkt nach außen geleitet. Eine einfache Dusche (4) mit verstellbarer Brause (3) dient zum Abkühlen.

Das Steuergerät (9) ist an der Kabinenwand über der Bank angebracht. Um die Saunakabine vor Spritzwasser aus der Dusche zu schützen, wurde hier eine dünne Trennwand eingeplant.

In der Saunakabine könnte durch den Einbau eines Unterbank-Heizgeräts bei anderer Liegenanordnung etwas mehr Platz gewonnen werden. Die Eingangstür zum Saunabereich sollte so eingebaut werden, daß sie sich nach außen öffnen läßt.

Arbeitsanleitung: Saunaanlage bauen

Planungsbeispiel 2

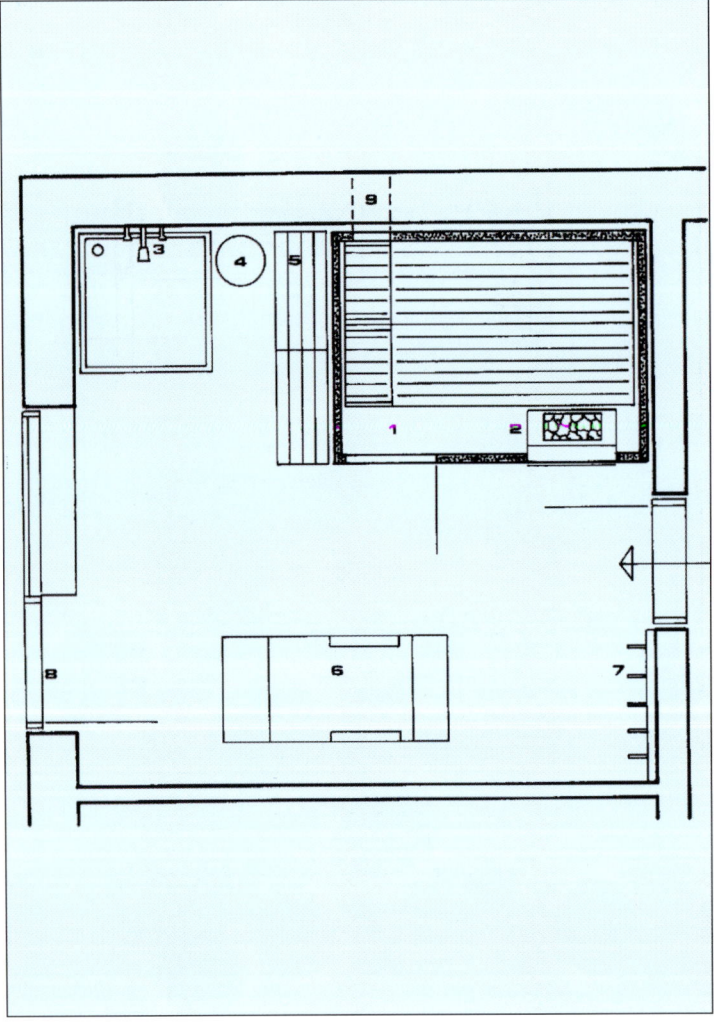

Planungsbeispiel 2

Hier wurde eine alte Waschküche recht großzügig zur Sauna umgebaut. Die Saunakabine für 2–3 Personen (1) hat die Außenmaße 210 x 150 cm. Saunaofen (2) und Kabinentür (3) wurden an der Kabinenvorderwand angeordnet.

Die Frischluft wird aus dem Vorraum zugeführt, während die Abluft durch einen Wanddurchbruch (9) ins Freie gelangt.

Die einfache Dusche mit verstellbarer Brause (3) sollte zur Bank hin durch eine fest eingebaute Verglasung (Plexiglas) und nach vorne durch einen Vorhang abgetrennt werden.
Neben der Dusche fand sich noch Platz für eine Bank (5) und einen Fußwärmkübel (4). Da der Raum einen Ausgang zum Garten hat (8), kann man das Frischluftbad im Freien nehmen.

Der noch verbleibende Platz der alten Waschküche eignet sich hervorragend als Ruheraum mit ein oder zwei Liegen (6). Neben der Eingangstür ist eine Garderobe (7) angebracht. An der Wand neben der Garderobe ist noch ausreichend Platz für ein Regal.

Arbeitsanleitung: Saunaanlage bauen

Planungsbeispiel 3

Planungsbeispiel 3

Beim Umbau eines Altbaus fand sich Platz für ein großes Badezimmer mit Saunakabine (bei Neubauten planen Sie diese funktionelle Einheit am besten gleich mit ein).

Die Saunakabine (1) hat Außenmaße von 210 x 180 cm. Sie ist durch eine Zwischenwand, an der die Waschbecken befestigt sind, vom Badezimmer abgetrennt.

Unterhalb der Waschbecken und hinter dem Saunaofen (2) ist die Frischluftzuführung (7); die verbrauchte Luft wird durch einen Mauerdurchbruch (8) ins Freie geleitet. Für das Steuergerät (9) fand sich ein guter Platz neben der Saunatür.

In der Dusche mit Warm-Kalt-Brause (4) wurde zusätzlich eine Schwallbrause (3) angebracht. Die Badewanne dient als Tauchbad.

Ideal ist die Verbindung zum Schlafzimmer (als Ruheraum) und zum Balkon (Balkontür 6), wo man ein Frischluftbad nehmen kann. Um kalte Füße beim Frischluftbad zu vermeiden, sollte der Balkonboden mit einem Holzlattenrost belegt werden.

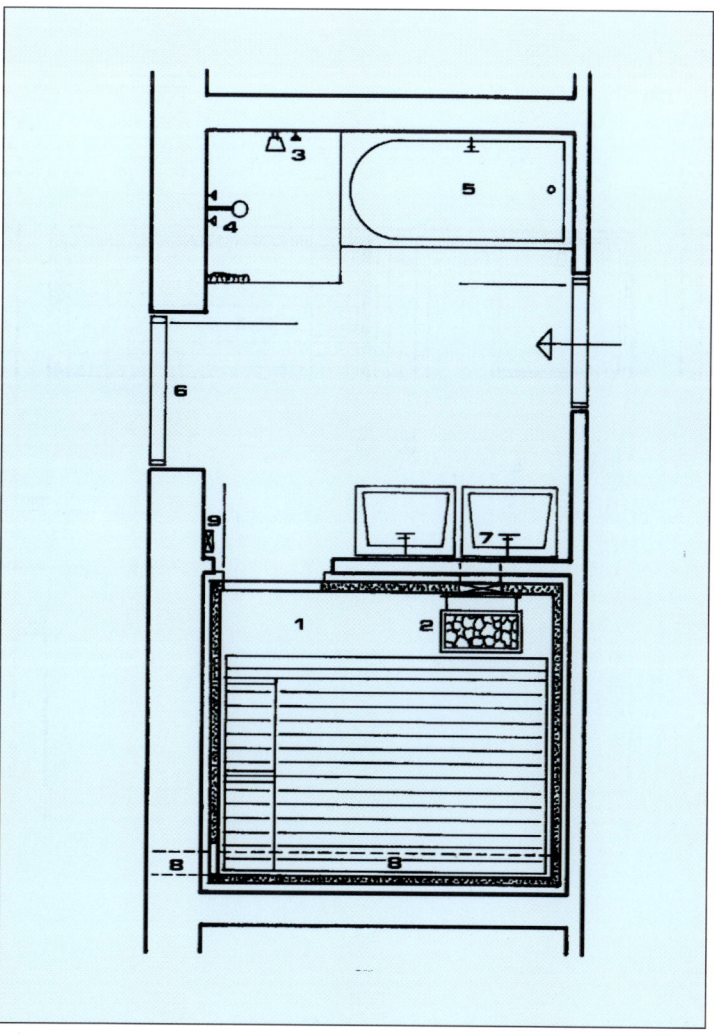

Arbeitsanleitung: Saunaanlage bauen

Planungsbeispiel 4

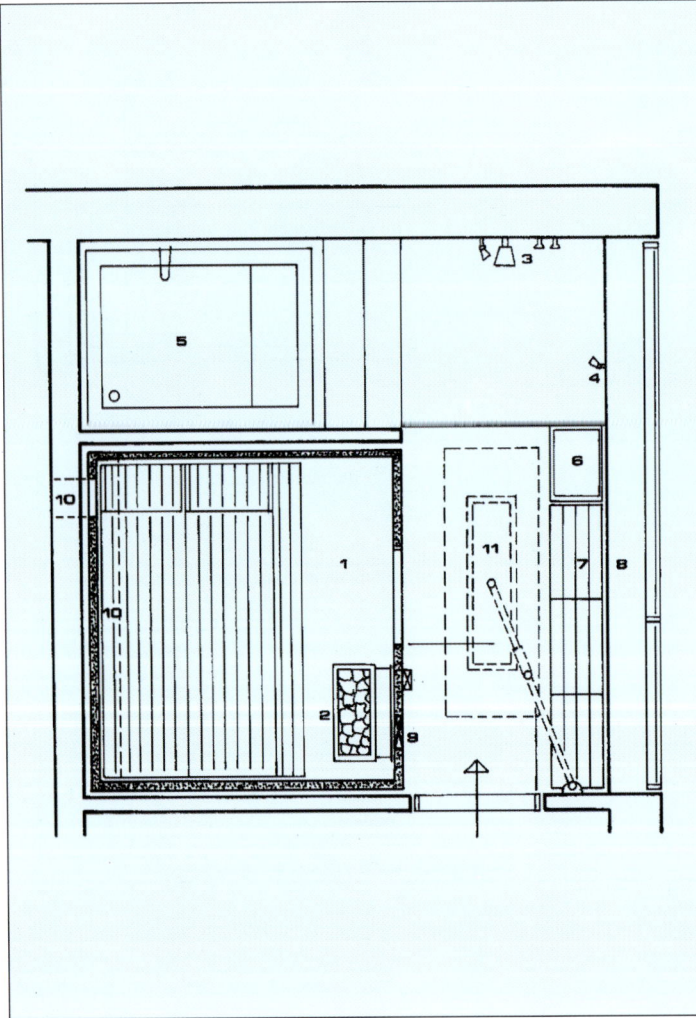

Planungsbeispiel 4

In einem Kellerraum mit Oberlichtband (8) wurde diese Saunaanlage für 4–6 Personen eingerichtet. Die Saunakabine (1) hat die Außenmaße 209 x 217 cm.

Die Frischluftzuführung (9) befindet sich hinter dem Saunaofen (2), die Abluft wird durch einen Mauerdurchbruch (10) gleich ins Freie abgeleitet.

Von der gefliesten Duschecke mit Schwallbrause (3) und zwei Körperduschen (4) her erreicht man ein Polyester-Tauchbecken (5), das gegen die Saunakabine mit einer leichten Trennwand separiert wird.

Zwischen Dusche und Kabinenvorraum wurde ein wasserdichter Vorhang angebracht. Gegenüber der Kabinentür sind Sitzbank (7) und Fußwärmbottich (6) aufgestellt. Zwischen Kabinenwand und Bank ist die Befestigung eines schwenkbaren Solariums über einer Klappliege vorgesehen.

Ein Nebenraum mit 4 Liegen dient zum Ausruhen. Auch bei diesem Beispiel könnte der Kabinenraum durch Einbau eines Unterbank-Heizgeräts besser genutzt werden.

Arbeitsanleitung: Saunaanlage bauen

Planungsbeispiel 5

Planungsbeispiel 5
Hier steht die Sauna in Verbindung mit einer kleinen Schwimmhalle. Da das Schwimmbeckenwasser auf 26 Grad Celsius geheizt wird und somit zum Abkühlen nicht in Frage kommt, wurde die Saunaanlage mit einem gefliesten Kaltwassertauchbecken (4) ausgestattet. Es ist über eine Überstiegsleiter (5) gut zugänglich.

In der Duschecke sind eine Schwallbrause und ein Kneippschlauch (3) vorgesehen. Die Saunakabine bietet reichlich Platz für 4–6 Benutzer.

Ein Frischluftkanal versorgt die Saunakabine von außen mit der benötigten Frischluft (die mit Feuchtigkeit angereicherte Luft aus der Schwimmhalle wäre ungeeignet).

Ein Mauerdurchbruch (10) leitet die Abluft ins Freie. An der freien Wand gegenüber der Kabine steht eine Bank (7) mit Fußwärmbottich (6). Neben der Eingangstür zum Saunabereich ist eine Garderobe, im Regal an der Kabinenvorderwand werden Saunautensilien verstaut. Für die Ruheliegen fand sich Platz in der Schwimmhalle.

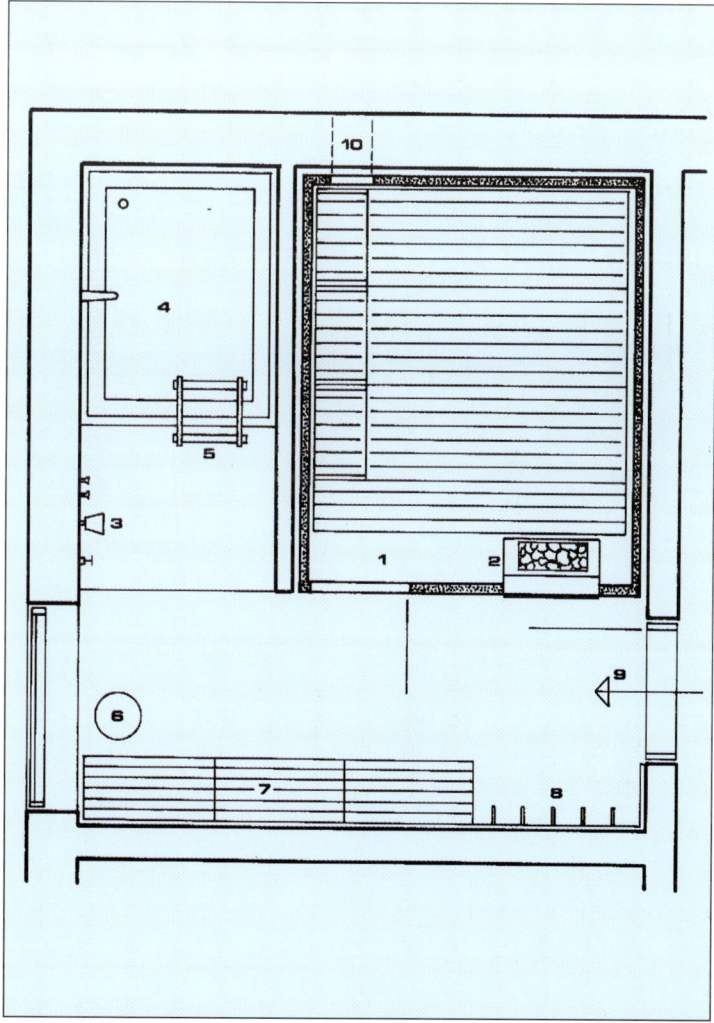

Arbeitsanleitung: Saunaanlage bauen

Planungsbeispiel 6

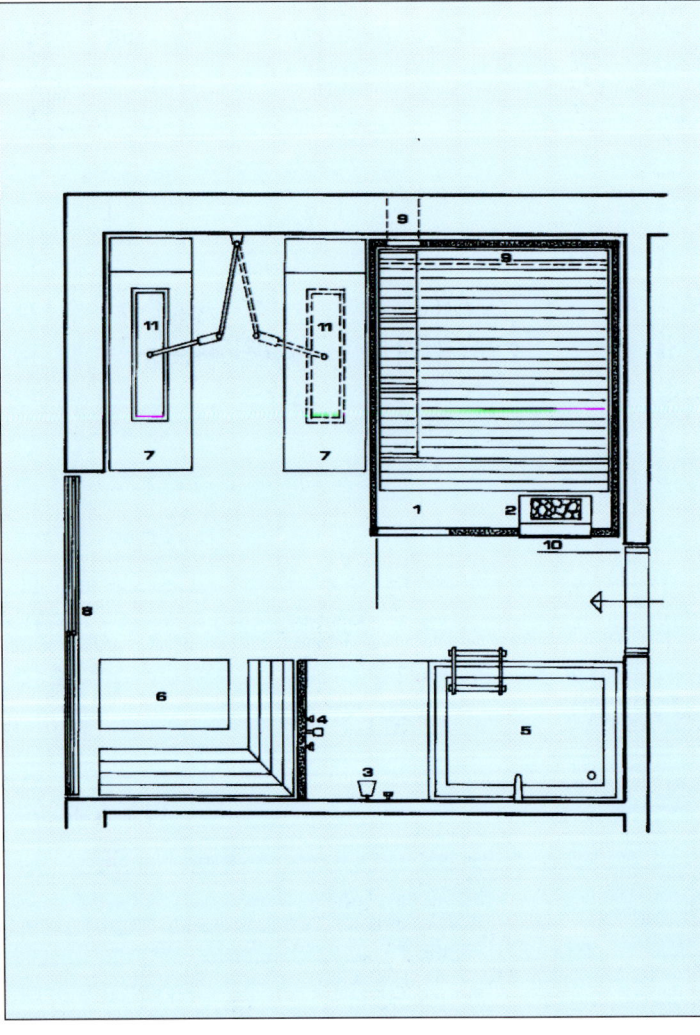

Planungsbeispiel 6

In einem bisher kaum genutzten Wohnraum von nur 18 m² wurde diese großzügige Saunaanlage eingerichtet. Die Saunakabine bietet Liegeplätze für 4 Personen. Ihre Belüftung (10) erfolgt hinter dem Saunaofen (2), die zugfreie Breitbandentlüftung (9) leitet die Abluft über einen Mauerdurchbruch (9) ins Freie.

Neben dem gefliesten Tauchbecken (5) befindet sich eine Duschecke mit Schwallbrause und Warm-Kalt-Dusche.

Mit Hilfe einer leichten Zwischenwand konnte eine gemütliche Sitzecke (6) abgetrennt werden. Gegenüber, außerhalb des Abkühlbereichs, befinden sich Ruheliegen (7) und ein schwenkbares Solarium.

Zum Frischluftbad tritt man durch eine Schiebetür (8) auf eine Gartenterrasse, deren gefliester Boden mit fußwarmen Holzrosten abgedeckt wurde. Dieses Planungsbeispiel zeigt, daß sich in einem 4,2 x 4,3 m großen Raum, wie er wohl häufig zur Verfügung steht, durchaus eine recht großzügige Saunaanlage bauen läßt.

Darauf können Sie bauen!

COMPACT-PRAXIS »do it yourself«

- Jeder Band mit über 200 Abbildungen und instruktiven Bildfolgen – alles in Farbe.

- Übersichtliche Symbole für Schwierigkeitsgrad, Kraftbedarf, Zeitaufwand u.v.m.
 – alles auf einen Blick.

- Anwenderfreundliche Komplettanleitungen für alle wichtigen Heimwerkerarbeiten – keine schmalen Einzelthemen.

- Mit besonders hervorgehobenen Sicherheits-, Profi- und Ökotips.

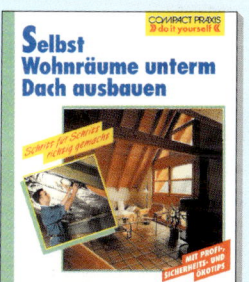
Selbst Wohnräume unterm Dach ausbauen

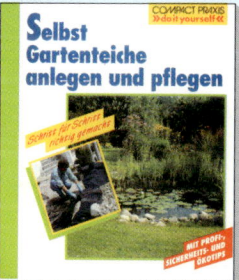
Selbst Gartenteiche anlegen und pflegen

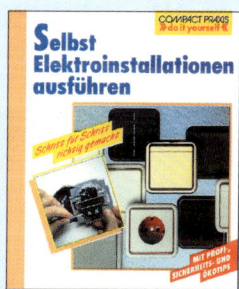
Selbst Elektroinstallationen ausführen

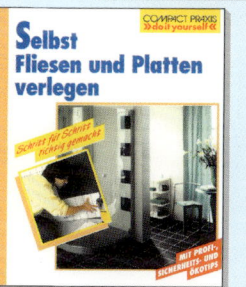
Selbst Fliesen und Platten verlegen

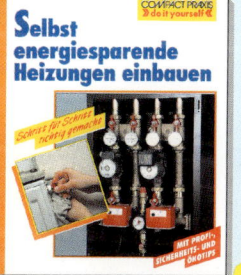
Selbst energiesparende Heizungen einbauen

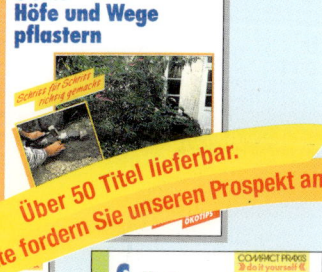
Selbst Höfe und Wege pflastern

Über 50 Titel lieferbar. Bitte fordern Sie unseren Prospekt an!

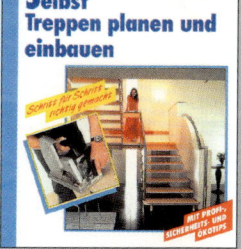
Selbst Treppen planen und einbauen

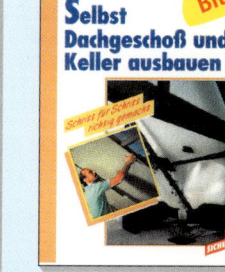
Selbst Dachgeschoß und Keller ausbauen

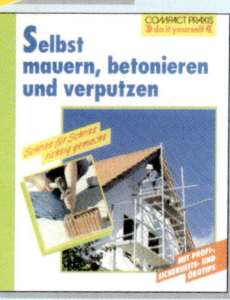
Selbst mauern, betonieren und verputzen

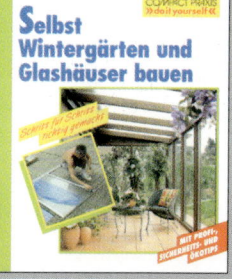
Selbst Wintergärten und Glashäuser bauen

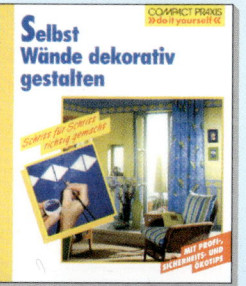
Selbst Wände dekorativ gestalten

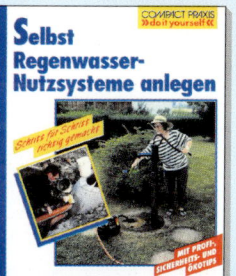
Selbst Regenwasser-Nutzsysteme anlegen

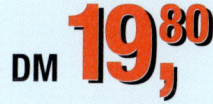
DM 19,80

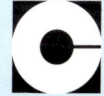

Compact Verlag GmbH
Züricher Straße 29
81476 München
Telefon: 089/74 51 61-0
Telefax: 089/75 60 95
Internet: www.CompactVerlag.de

Arbeitsanleitung: Die Saunaanlage im Keller

Einen Kellerraum für den Kabineneinbau vorbereiten

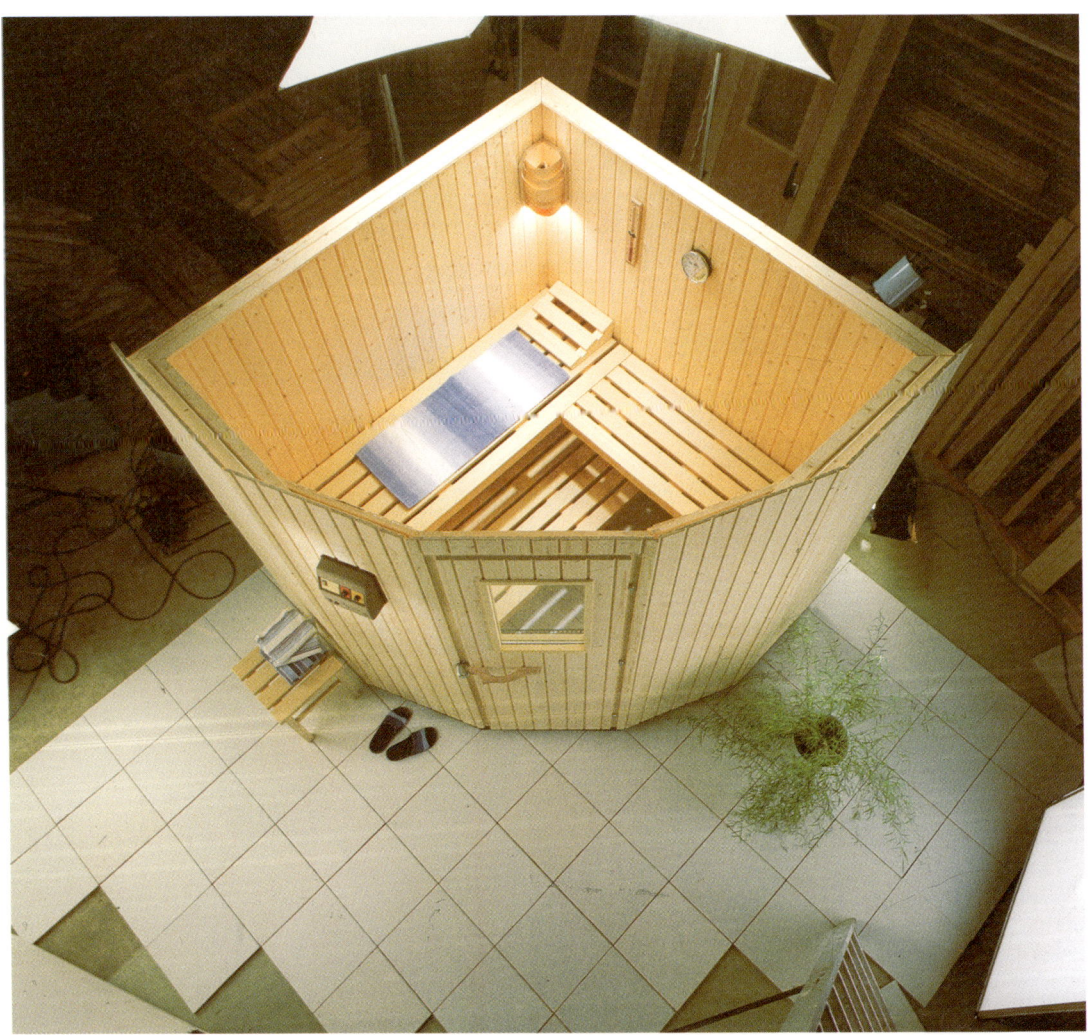

Arbeitsanleitung: Die Saunaanlage im Keller

Material
Reparaturmörtel, Dämmstoffrandstreifen, Estrichfolie, Zement, Sand, Fließmörtel, Gasbetonplatten, Baukleber, Fliesen, Fliesenkleber, Fugenmörtel, Silikon-Dichtungsmasse.

Werkzeug

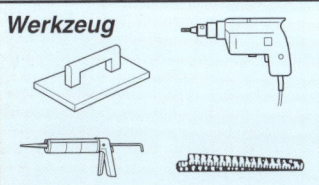

Schwierigkeitsgrad

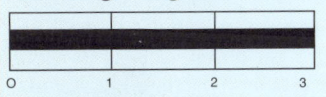

Kraftaufwand

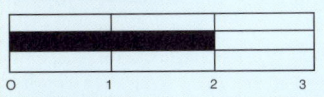

Arbeitszeit
Je nach Größe und Zustand des Kellers brauchen Sie 1–2 Wochen. Die Härtezeit für Zementestrich beträgt 4 Wochen.

Ersparnis
Je nach Größe des Kellerraums und Arbeitsaufwand sparen Sie zwischen 3000 und 9000 DM.

Für den nachträglichen Einbau einer Saunaanlage bieten sich häufig Kellerräume an, die vorher für andere Zwecke genutzt wurden. Bevor Sie jedoch eine Fertigteil-Kabine aufstellen (siehe S. 82 f.), muß der Kellerraum entsprechend vorbereitet werden. Denn um Beschädigungen oder Verschmutzung zu vermeiden, sollte die Saunakabine grundsätzlich erst nach Abschluß aller anderen Arbeiten eingebaut werden.

Beginnen Sie mit einer sorgfältigen Planung der Saunaanlage und berücksichtigen Sie hierbei alle für richtiges Saunabaden erforderlichen Bereiche (Aufstellungsplatz für die Kabine, Naßraum, Frischluftraum, Ruheraum, WC). Orientieren Sie sich hierfür an den Planungsbeispielen auf den Seiten 62 f. und zeichnen Sie auf Millimeterpapier einen Grundrißplan, dem Sie später alle wichtigen Maße für den Einkauf des Baumaterials entnehmen können. Wenn Sie diesen Plan mehrmals fotokopieren, so können Sie in die Kopien auch die notwendigen Wasser-, Abwasser- und Elektroanschlüsse eintragen.

Zunächst müssen natürlich sämtliche Grobarbeiten durchgeführt werden. Hierzu gehören eventuell notwendige Mauerdurchbrüche, um mehrere Räume zu verbinden, ebenso wie die Aufstemmarbeiten für die Abluftöffnung der Saunakabine. Wenn Sie im Verlegen von Abwasserrohren und Wasserleitungen nicht wirklich ein Könner sind, so überlassen Sie diese Arbeiten besser dem Fachmann.

Elektroinstallationen dürfen aus Sicherheitsgründen nur von einem örtlich konzessionierten Elektriker ausgeführt werden, der für die rechtzeitige Vorbereitung des Anschlusses vor dem Einbau der Saunakabine die Angaben des Saunaofen-Herstellers benötigt.

Auch wenn Sie bestimmte Arbeiten an Handwerksfirmen vergeben, kann ein erheblicher Teil der Lohnkosten gespart werden. In Absprache mit dem beauftragten Handwerker können Sie bestimmte Vor- und Nacharbeiten selbst übernehmen, so beispielsweise Mauerdurchbrüche für die Rohrleitungen und Mauerschlitze für die Elektroleitungen stemmen, die Wasserleitungen mit Rohrschalen dämmen und anschließend die Schlitze verputzen, wenn die Leitungen einmal verlegt sind.

Arbeitsanleitung: Putzschäden ausbessern

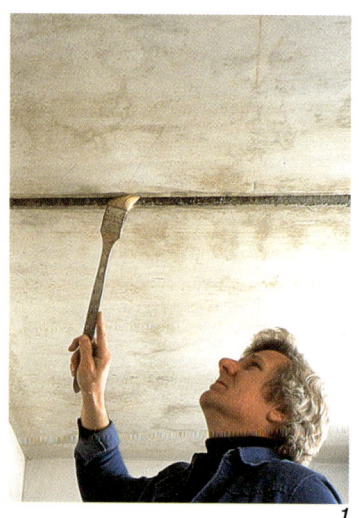

Reparaturen und Montagen an Wänden und Decken

1 Leitungsschlitze lassen sich einfach mit Reparaturmörtel verschließen. Zur besseren Haftung des Mörtels müssen lose Putzteile und Staub entfernt werden. Dann nässen Sie die Reparaturstelle sorgfältig mit Wasser vor.

Zum Anmischen des Mörtels füllen Sie zunächst Wasser in den Anmachbecher, danach erst wird das Mörtelpulver hinzugeschüttet.

Bei schnell abbindenden Mörtelmassen mischen Sie nur so viel Mörtel an, wie Sie in der offenen Zeit des Mörtels verarbeiten können.
Er muß zügig und gründlich durchgerührt werden, damit sich keine Klumpen bilden.

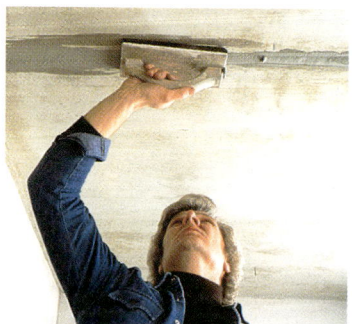

2–3 Unmittelbar nachdem Sie die Mörtelmasse angerührt haben, bringen Sie sie mit dem Spachtel oder einer Kelle in den Schlitz ein. Damit der Mörtel bei tiefen Schlitzen oder Reparaturstellen nicht herausquillt, tragen Sie den Mörtel in mehreren Schichten auf.

Glätten Sie den Mörtel zum Schluß mit einem nassen Pinsel.

4 Die Montage von Steck- und Schalterdosen ist mit Reparaturmörtel ganz einfach. Bevor Sie hiermit beginnen, müssen Sie sich vergewissern, daß die betreffenden Elektroleitungen nicht unter Spannung stehen (Sicherung abschalten und dafür sorgen, daß sie nicht versehentlich eingeschaltet werden kann).
Nach gründlichem Vornässen bringen Sie mit dem Spachtel reichlich Mörtel in die Ausbruchstelle ein.

5 Setzen Sie dann sofort die Unterputzdose in die noch weiche Mörtelmasse und halten Sie sie so lange fest, bis sie von selbst sicher hält. Dabei muß die Vorderkante der Dose bündig mit der Wand abschließen. Wenn die Dose fest sitzt, führen Sie das bereits verlegte Kabel durch die seitliche Öffnung

Arbeitsanleitung: Steckdosen setzen

in die Dose ein. Dabei müssen Sie darauf achten, daß das Kabel in der Dose mindestens 10 cm übersteht.

6 Spachteln Sie dann den Schlitz und die Ausbruchstelle neben der Dose mit Mörtel zu. Ziehen Sie den Mörtel bündig mit der Wand ab und glätten Sie ihn mit einem in Wasser getauchten Pinsel.

7 Risse und kleinere Fehlstellen im Verputz schließen Sie ebenfalls mit Reparaturmörtel. Ist die Wand mit Maschinenputzgips verputzt, so verwenden Sie für die Reparaturen besser ebenfalls Gips.
Auch hier muß die Reparaturstelle gründlich von Staub und losen Putzteilen gesäubert und dann vorgenäßt werden, bevor Sie den Mörtel auftragen können.

Bevor der Mörtel hart ist, glätten Sie die Reparaturstelle wieder mit einem nassen Pinsel.

Unebenheiten im Verputz an Wänden und Decken, die später gestrichen oder tapeziert werden, glättet man mit Rohbauspachtel. Für die Beschichtung von Wänden im Naßbereich, die später gefliest werden, ist nicht jeder Rohbauspachtel geeignet. Hier verwendet man besser einen wassersperrenden, zementgebundenen Beschichtungsmörtel.
Rohbauspachtel wird als Pulver in Säcken geliefert. Damit er beim Anrühren in Wasser die für die Verarbeitung richtige Konsistenz erhält, halten Sie das vom Hersteller angegebene Mischungsverhältnis möglichst genau ein. Um die Spachtelmasse auf die Wand aufziehen zu können, verwendet man einen Stahlglätter. Man arbeitet dabei immer von unten nach oben.

Wenn die gesamte Wandfläche beschichtet ist und der Mörtel gut angezogen hat (je nach Raumtemperatur und Luftfeuchtigkeit nach 20–50 Minuten), wird er mit einem nassen Schwammbrett verrieben. Dabei schließen sich die Poren des Mörtels.

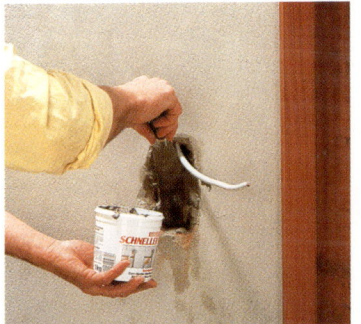
4

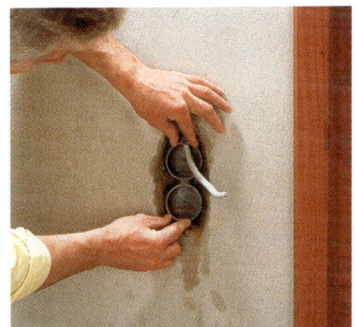
5

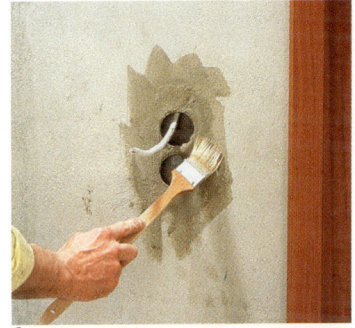
6

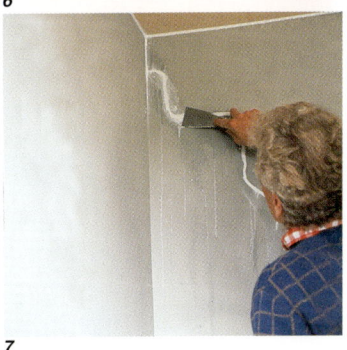
7

Arbeitsanleitung: Grundierung auftragen

Unterböden vorbereiten

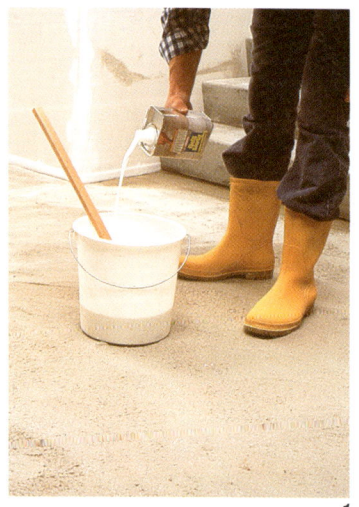

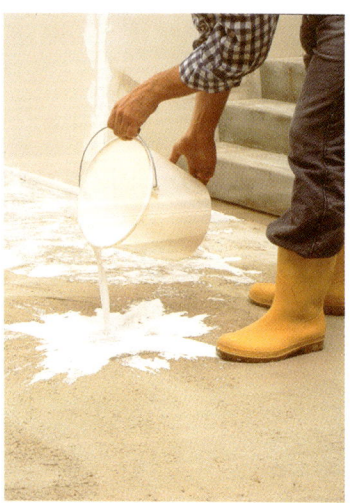

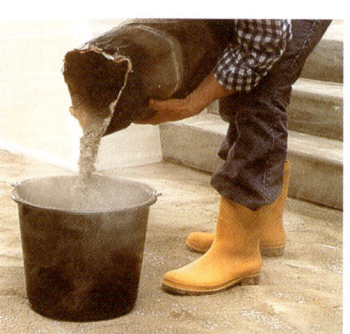

In Räumen, deren Unterböden noch nicht wärmegedämmt sind, ist in jedem Fall zunächst der Einbau eines gedämmten Unterbodens notwendig. Da Saunaanlagen und Fitnessräume jedoch häufig nachträglich in vorher anders genutzte Räume eingebaut werden, können die Bodenbeläge meistens auf bereits isolierten Unterböden verlegt werden. Auf allen tragfähigen, ebenen und trockenen Unterböden können Sie Keramikbeläge, Teppichböden und Holzbeläge verlegen, jedoch nicht auf bereits vorhandenen Altbelägen. Deshalb müssen zunächst die alten Bodenbeläge entfernt werden. Hierunter befindet sich meistens ein nicht besonders ebener Estrich, der durch das Herausreißen der alten Beläge zudem noch Beschädigungen aufweist.

Estriche zu glätten und auszugleichen, war immer eine besonders schwierige, arbeitsintensive und zeitraubende Angelegenheit. Heute gibt es dafür sogenannte »Fließestriche«, die, mit Wasser angerührt und auf den Boden gegossen, von selbst zu einer dichten, druckfesten und exakt planebenen Oberfläche verlaufen. Hierauf können nach einer Woche alle gängigen Bodenbeläge verlegt werden.

1 Nachdem Sie überstehende Mörtelreste, mürbe Schichten, alte Anstriche oder Imprägnierungen (eventuell mit einer Stahlbürste) entfernt haben, kehren Sie den Boden gründlich mit einem Besen ab. Durch entsprechende Maßnahmen (zum Beispiel Aufstellen von Dämmstoffstreifen) sollte dafür gesorgt werden, daß der Fließestrich nicht in die Randisolierung des darunterliegenden schwimmenden Estrichs einläuft.
Danach wird der Estrich grundiert. Im allgemeinen reicht eine Grundierung mit Mörtelverbesserer auf der Basis von Kunststoffdispersion, die mit Wasser verdünnt und auf dem Boden verteilt wird. Bei besonders stark saugenden Estrichen (Befeuchtungsprobe!) muß eine Haftschlämme aus streichfähig

Arbeitsanleitung: Fließestrich ausgießen

gemachtem Fließestrich aufgetragen werden. Benutzen Sie hierzu eine Deckenbürste und achten Sie darauf, daß die Schicht nicht dicker als etwa 2 mm wird.

2 Die Vorgrundierung mit Mörtelverbesserer verteilen Sie mit einem Besen gleichmäßig deckend.

Auch die Ränder nicht vergessen! Bevor der Fließestrich eingebracht wird, muß die Grundierung vollständig getrocknet sein (je nach Raumtemperatur nach 5–10 Stunden).

3 Das zementhaltige, kunststoffvergütete Pulver wird mit Wasser gießfertig angemischt. Hierzu benötigt man einen Flügel- oder Korbrührer, der in das Futter einer Bohrmaschine eingespannt wird. Nach einer Reifezeit von etwa 5 Minuten wird noch einmal kräftig durchgerührt.

- Für Beschichtungen von 2–10 mm Höhe werden keine Zuschlagstoffe in die Mischung gegeben.
- Für Schichthöhen zwischen 10 und 20 mm wird Sand in den Körnungen 0–4 mm in das mit Wasser angemachte Pulver eingerührt. Das Mischungsverhältnis beträgt 1 Teil Pulver zu 1 Teil Sand.
- Bei dickeren Beschichtungen (maximal 30 mm) wird in das mit Wasser angerührte Pulver Feinkies (Körnung 0–8 mm) eingerührt. Das Mischungsverhältnis beträgt hier: 1 Raumteil Pulver zu 2 Raumteilen Kies.

4 Die Konsistenz der angemachten Mischung ist richtig, wenn diese nach dem Ausgießen auf dem Boden leicht verfließt. Wenn Pulver hinzugegeben wird, muß sehr sorgfältig verrührt werden.

5 Anschließend gießen Sie die fertige Mischung auf den Boden.

6 Ihre Verteilung wird mit der Glättkelle unterstützt.

7 Der Fließestrich fließt von selbst »in die Waage«.

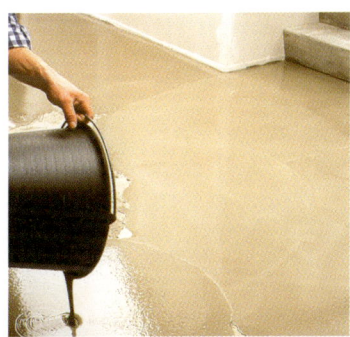
5

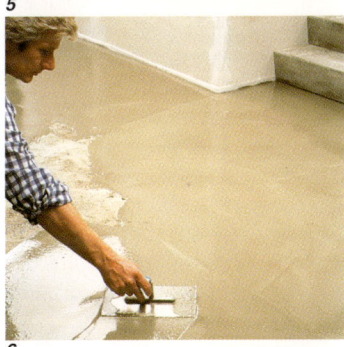
6

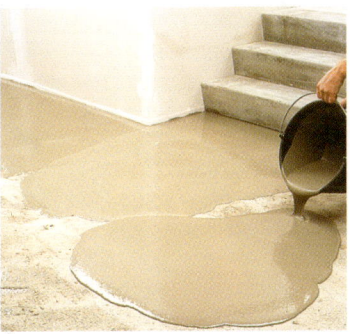
4

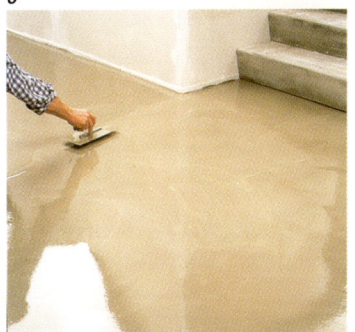
7

Arbeitsanleitung: Estrichdämmplatten verlegen

Zementestrich verlegen

Dort, wo noch kein gedämmter Unterboden vorhanden ist, bietet es sich an, einen Zementestrich zu verlegen. Darauf können nach etwa vier Wochen alle gängigen Bodenbeläge verlegt werden. Mit Estrichdämmplatten gedämmte Estriche nehmen aus der erwärmten Raumluft Wärme auf, die sie aber nur in sehr geringem Maße abgeben. Deshalb strahlen sie keine Bodenkälte ab und tragen zu einem angenehmen Klima in Sauna und Fitnessraum bei.

Verwenden Sie für eine Verlegung unter dem Zementestrich ausschließlich spezielle, vorverdichtete Estrichdämmplatten, nicht aber Dämmstoffmatten oder -filze, die für andere Verlegearten vorgesehen sind. Zu unterscheiden ist auch zwischen Wärme- und Trittschalldämmplatten. Am günstigsten für Sauna und Fitnessraum ist eine doppellagige, fugenversetzte Verlegung beider Arten, wobei die Trittschalldämmplatten zuerst, also in Kontakt mit der Rohdecke, eingebaut werden.

Nachdem Sie eventuelle Mörtelreste auf der Rohdecke abgeklopft und den Boden sauber abgekehrt haben, stellen Sie ringsum an den Wänden Dämmstoffrandstreifen auf. Sie sollten in ihrer Höhe so bemessen sein, daß sie mit dem vorgesehenen Fußbodenniveau abschließen bzw. über dieses hinausragen (dann nach dem Verlegen bündig abschneiden).

Anschließend werden die Dämmplatten auf der gesamten Bodenfläche fugendicht ausgelegt. Indem Sie die Dämmplatten in »fallenden Längen« verlegen, vermeiden Sie, daß ungünstige Kreuzfugen entstehen. Beginnen Sie die erste Reihe mit einer ganzen Platte und verwenden Sie das Reststück der letzten Platte der ersten Reihe als Anfangsstück für die zweite Reihe. Eine noch bessere Wärmedämmung erreichen Sie durch eine doppellagige Verlegung von dünneren Estrichdämmplatten. Wenn Sie die Dämmplatten doppellagig verlegen wollen, dann legen Sie die Platten nach dem gleichen Verfahren quer zu den Platten der ersten Lage.

Zum Schluß legen Sie zum Schutz gegen Feuchtigkeit auf dem frisch verlegten Zementestrich Bitumenpapier bzw. spezielle Estrichfolie aus. Dabei werden benachbarte Bahnen um mindestens 10 cm überlappt. Auch die Randstreifen müssen mit der Folie überdeckt werden. Die Folie wird erst abgeschnitten, wenn der eigentliche Bodenbelag verlegt ist.

Zementestrich bereitet man im Mörtelmischer mit 1 Teil Zement auf 3–4 Teile gewaschenen Sand. Hierbei werden Zement und Sand erst gründlich vorgemischt, dann wird das Wasser hinzugegeben. Der Mörtel darf auf keinen Fall flüssig, auch nicht dickflüssig, sondern lediglich gut feucht sein. Er läßt sich durch Zugabe eines Mörtelverbesserers auf der Basis von Kunststoffdispersion geschmeidiger machen und kann dann leichter verarbeitet werden. In kleine Räume bringen Sie den Estrich mit der Schubkarre ein, wobei die Dämmstoffschicht besser nicht befahren wird (Bretter unterlegen).

Um Rißbildungen der Estrichplatte an den Übergängen zwischen verschiedenen Räumen oder verschieden ausgeführten Unterböden zu vermeiden, führen Sie diese Übergänge als Dehnungsfuge aus. Hierzu stellen Sie an den Übergängen Dämmstoffrandstreifen auf, die später bündig mit der Estrichplatte abgeschnitten werden.

Arbeitsanleitung: Zementestrich verreiben

1 Die Estrichschicht sollte zwischen 4 und 5 cm dick sein. Bei größeren Räumen legen Sie auf dem Boden Kanthölzer in der gewünschten Dicke aus, die Sie nach dem Verteilen des Mörtels als Lehren benutzen, über die der Estrich planeben abgezogen werden kann. Verteilen Sie den frischen Mörtel mit einer Schaufel möglichst gleichmäßig auf der Bodenfläche (bei großen Räumen nacheinander auf Teilflächen arbeiten, beginnen Sie dabei an der türfernen Seite).

2 Anschließend ziehen Sie den Zementestrich ab, führen Sie die Abziehlatte mit leicht drehender Bewegung. Ziehen Sie zunächst nur einen begrenzten Streifen ab, gerade so weit, wie Sie mit der Hand noch reichen können.

Eine planebene Oberfläche des Estrichs erhalten Sie erst im nachfolgenden Arbeitsgang, indem Sie den Mörtel sorgfältig verreiben. Dafür benutzen Sie ein möglichst großes Reibebrett, das Sie in kreisender Bewegung mit leichtem Druck über die Mörtelfläche führen. Fehlstellen, sogenannte »Nester«, schließen Sie, indem Sie etwas Mörtel hinzugeben und anschließend sauber verreiben.

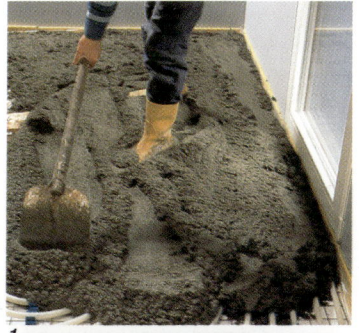
1

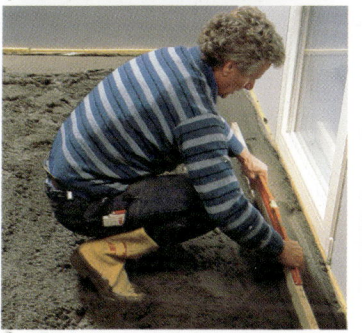
2

3 Nun wird der nächste Streifen abgezogen. Beim nachfolgenden Verreiben achten Sie auf den nahtlosen Übergang zur vorher verlegten Fläche.

4 Glätten Sie dann noch sorgfältig Streifen für Streifen mit dem Stahlglätter.
Nach Abschluß der Verlegearbeit darf der Estrich während der ersten

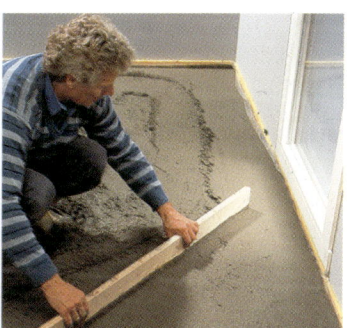
3

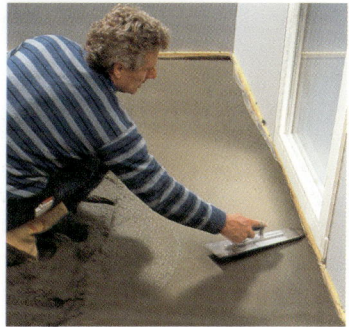
4

drei bis vier Tage nicht betreten werden. Um Risse zu vermeiden, sollte man die Oberfläche während dieser Zeit täglich mit Wasser besprühen. Der Estrich muß dann während etwa vier Wochen aushärten. Ist die Oberfläche nicht glatt und eben genug geworden, so können Sie dann ruhig noch einen Fließestrich aufbringen (siehe Seite 60/61).

Arbeitsanleitung: Trockenestrich verlegen

Trockenestrich auf einer Betondecke verlegen

Gute Wärme- und Trittschalldämmung auf Rohdecken können Sie durch den Einbau von Trockenestrich-Dämmplatten (beispielsweise aus Holzspan) erreichen.
Auf den Spanplatten können dann alle gängigen Bodenbeläge verlegt werden.

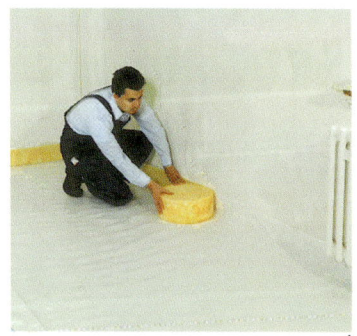

1 Auf die trockene und sauber abgekehrte Rohdecke legen Sie als Feuchtigkeitssperre eine Polyäthylen-Folie (0,2 mm) aus.

Die Folie soll an den Stößen um mindestens 30 cm überlappt werden und an den Rändern 10–15 cm hochstehen. Stellen Sie dann ringsum an den Wänden Dämmstoffrandstreifen auf und verlegen Sie Trockenestrich-Dämmplatten aus Mineralfaser.

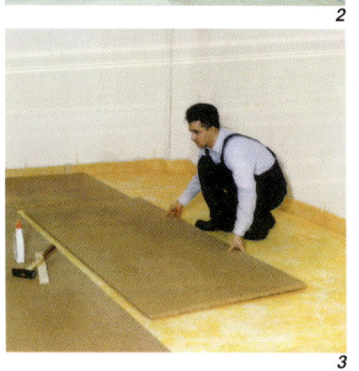

Diese Dämmplatten sind vorverdichtet; Dämmstoffmatten und -filze können für eine schwimmende Verlegung von Trockenestrich nicht gebraucht werden.

2 Das Dämmaterial wird fugendicht gestoßen und so verlegt, daß keine Kreuzfugen entstehen.

3 Anschließend werden die Holzspanplatten (Dicke 30 mm) verlegt.

Beginnen Sie in einer Raumecke. Legen Sie die erste Platte mit mindestens 15 mm Wandabstand auf und setzen Sie in die notwendige Dehnungs- und Lüftungsfuge Holzkeile, die die Platte gegen Verrutschen sichern.

Geben Sie nun mit einer Leimflasche weißen Kunstharzleim in die Nut der zweiten Platte und setzen Sie diese fugendicht an die erste Platte an.

Beginnen Sie die zweite Plattenreihe mit dem Reststück der letzten Platte der ersten Reihe. So vermeiden Sie Kreuzfugen und unnötigen Verschnitt.

Die Keile werden nach 24 Stunden wieder entfernt. Nun können Sie auch die überstehende PE-Folie bündig abschneiden.

Der Bodenbelag darf später die Lüftungsfuge nicht überdecken. Sie wird hinter einer speziell belüfteten Randleiste versteckt.

Ökotip
Wenn Sie Spanplatten verwenden wollen, achten Sie unbedingt darauf, daß diese formaldehydfrei sind (Emissionsklasse E1).

Trockenestrich auf Lagerhölzern verlegen

Trockenestrich auf Lagerhölzern mit dazwischenliegendem Dämmstoff gilt als hervorragend dämmender Bodenaufbau. Auf ihm können alle gängigen Bodenbeläge verlegt werden.

Beachten Sie allerdings, daß im unmittelbaren Naßbereich, wo der Boden gelegentlich mit Wasser »überschwemmt« wird, und im Bereich der Saunakabine der Einbau eines Zementestrichs (siehe S. 48/49) die sicherste Lösung ist.

Wenn Sie Holzdielen oder Fertigparkett verlegen wollen, ist der Einbau von Holzspanplatten (oder von anderen Trockenestrichplatten) auf den Lagerhölzern nicht notwendig.

Die Dielen oder Fertigparkettelemente werden dann direkt mit den Lagerhölzern vernagelt.

1 Nachdem Sie die Decke gründlich gereinigt haben, legen Sie eine 0,2 mm dicke Polyäthylen-Folie aus. Die Stöße benachbarter Bahnen werden hierbei um mindestens 30 cm überlappt.

Die Folie sollte ringsum an den Wänden etwa 10 cm hochstehen. Unmittelbar am Wandanschluß legen Sie einen Dämmstoffrandstreifen auf den Boden. Hierauf wird das erste Kantholz verlegt.

Damit eine Übertragung des Trittschalls vermieden wird, sollten Dämmstoffrandstreifen auch ringsum an den Wänden sorgfältig aufgestellt werden.

2–3 Bauen Sie nun Feld für Feld Lagerhölzer und Dämmstoffmatten ein, wobei Sie jedes Lagerholz mit einem Dämmstoffrandstreifen unterlegen.

Die letzte Dämmstoffbahn muß in ihrer Breite vermutlich zugeschnitten werden. Zwischen der Wand und dem zuletzt verlegten Lagerholz kommt wieder ein Dämmstoffrandstreifen.

Zum Schluß verschrauben Sie die Holzspanplatten auf den Lagerhölzern. Hierbei achten Sie darauf, daß an den Wandanschlüssen eine Dehnungsfuge von 1–2 cm offenbleibt. Die Schrauben werden versenkt.

Anschließend überspachteln Sie die Schraubenlöcher und Plattenfugen und verlegen den vorgesehenen Bodenbelag.

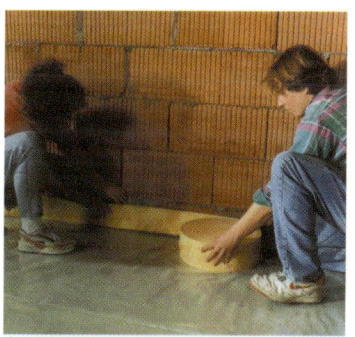

1

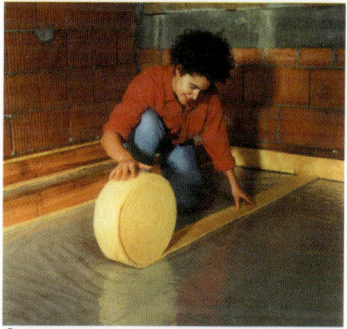

2

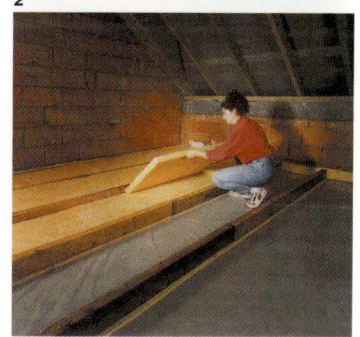

3

Arbeitsanleitung: Klebstoff aufziehen

Fliesen verlegen

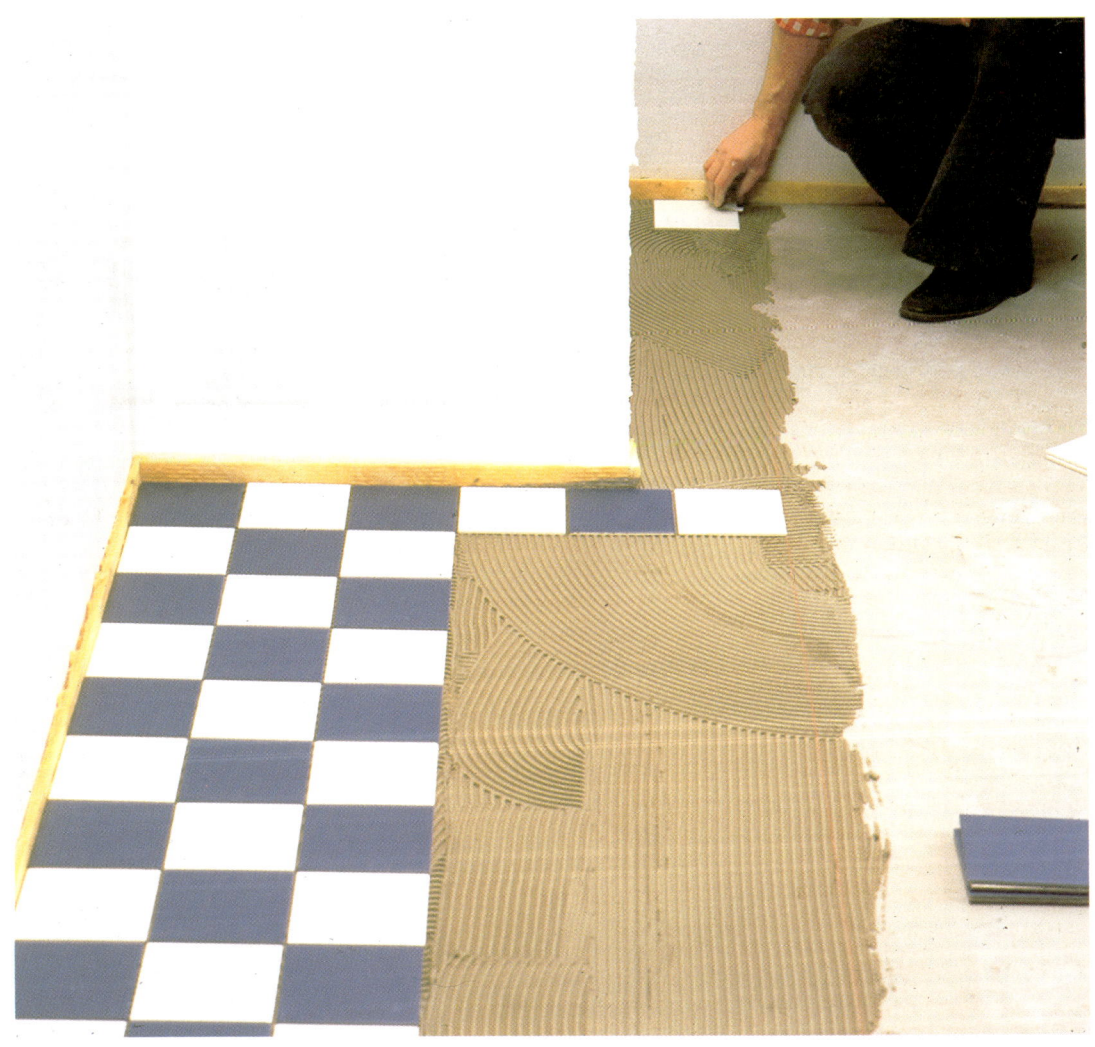

Arbeitsanleitung: Fliesen andrücken

Nachdem die Klebermischung 5–10 Minuten reifen konnte, rühren Sie sie noch einmal kräftig durch.

Ziehen Sie die Klebermischung mit einem Zahnspachtel immer nur auf einer begrenzten Fläche auf, gerade so groß bemessen, daß sie innerhalb von 15 Minuten beklebt werden kann. Tragen Sie den Kleber gleichmäßig auf, und kämmen Sie ihn an der Wand mehrmals gut durch.

Beginnen Sie mit dem Kleben der Fliesen in einer Raumecke bzw. am Rand des vorgesehenen Fliesenschilds. Beste Klebeergebnisse erzielen Sie, wenn Sie die Fliesen in den Kleber einschieben und dann fest andrücken. Sobald die Fliesen der ersten Reihe sitzen, können Sie die Fugenbreite korrigieren. Beginnen sie dann mit der zweiten Reihe. Kleben Sie anschließend, wenn die ersten beiden Fliesen der zweiten Reihe sitzen, die erste Fliese der dritten Reihe. Wenn sie die Fläche in beiden Richtungen gleichzeitig aufbauen, haben sie eine genauere Kontrolle über den Fugenverlauf. Korrigieren Sie den Sitz der Fliesen so frühzeitig wie möglich. Wer sich eine Verlegung nach Augenmaß nicht zutraut, verwendet handelsübliche Abstandshalter, die es für verschiedene Fugenbreiten gibt und die beim Ansetzen der Fliesen einfach eingesteckt werden.

1–2 An Anschlußwänden kleben Sie erst die erste senkrechte Reihe. Hierdurch ergibt sich eine genaue Fortsetzung des Fugenverlaufs.

Dann kleben Sie die erste waagrechte Reihe und bauen hiernach die Fläche wieder in beiden Richtungen gleichzeitig auf.

3 Bis Sie die fertig gefliesten Flächen verfugen können, müssen Sie die auf der Kleberpackung angegebene Aushärtezeit (meist ein bis zwei Tage) einhalten. Zum Schluß dichten Sie die Ränder der Duschwanne mit Silikon ab.

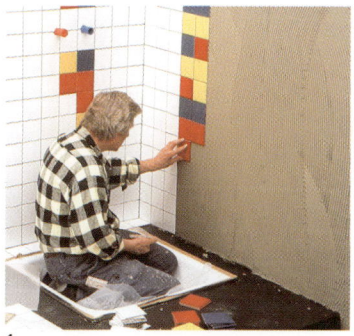

1

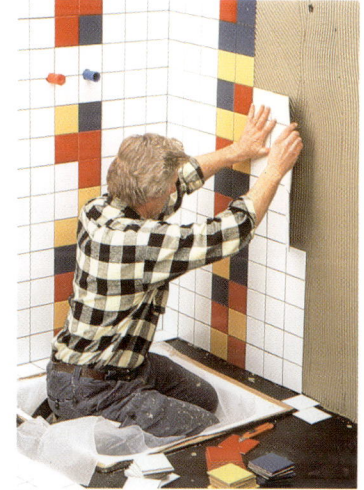

2

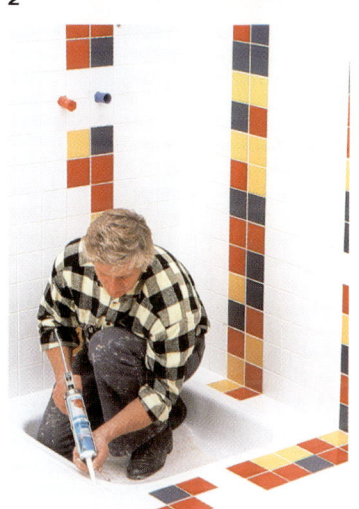

3

Arbeitsanleitung: Boden fliesen

Boden verfliesen

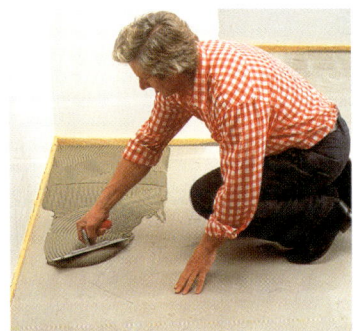

1

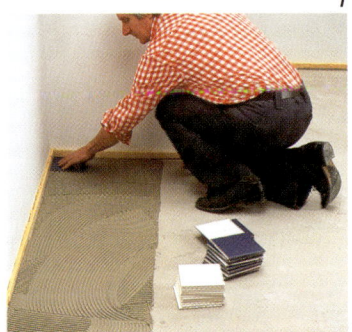

2

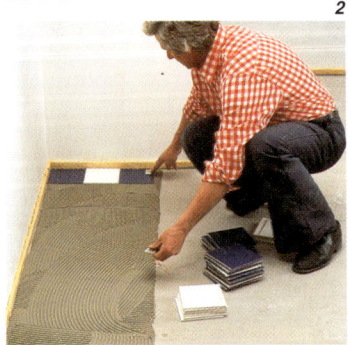

3

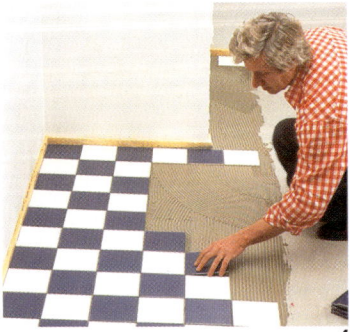

4

Wie die Wände, so fliesen Sie auch den Boden im Abkühlbereich Ihrer Sauna. Auch wenn Sie ein Duschbecken mit einer entsprechenden Duschabtrennung einbauen, sind alle anderen Bodenbeläge ungeeignet. Spritz- und Tropfwasser, das in diesem Bereich anfällt, durchweicht jedes andere Material. Wenn Sie eine geräumigere Duschecke ohne Duschwanne einbauen können, bei der das anfallende Wasser durch einen Bodenabfluß abfließt, so muß der Boden im Bereich der Duschecke mit einem geringen Gefälle zum Ablauf hin ausgeführt werden.

1 Tragen Sie zunächst den nach Herstelleranleitung vorschriftsmäßig angerührten Kleber mit einem geeigneten Zahnspachtel auf die saubere Bodenfläche auf.

2 Beginnen Sie mit dem Kleben der Fliesen in einer Ecke. Wenn Sie die Fliesen nach einem bestimmten Verlegemuster anordnen wollen, so kleben Sie zunächst alle zu einem Teilabschnitt des Musters gehörenden Fliesen.

3 Messen Sie die Breite dieses ersten Fliesenabschnitts aus und übertragen Sie dieses Maß auf die andere Seite der Fläche, die Sie im gemessenen Wandabstand fliesen wollen. Legen Sie hier eine Fliese provisorisch in das Kleberbett ein und spannen Sie von der Außenkante dieser Fliese zum bereits verlegten Teilabschnitt des Musters eine Eckenschnur.

4 Wenn Sie jetzt abschnittsweise das Fliesenmuster verlegen, so können Sie sich an der gespannten Eckenschnur orientieren. Die besten Klebeergebnisse erhalten Sie, wenn Sie die Fliesen in das Kleberbett einschieben, ausrichten und dann mit einem Gummihammer leicht festklopfen.
Achten Sie dabei auf gleichmäßigen Fugenverlauf und auf eine gleichbleibende Höhe der Fliesen. Beim späteren Verfugen verwenden Sie eine wasserdichte Fugenmasse.

Arbeitsanleitung: Fliesen verfugen

Fliesen verfugen

Sie können die Fliesen erst dann verfugen, wenn der Kleber ausgehärtet hat. Beachten Sie dazu die angegebene Wartezeit auf Ihrer Kleberpackung.

An den Wänden kann das Wasser gut ablaufen. Deshalb genügt es, wenn Sie hier eine handelsübliche wasserdichte Fugenmasse verwenden. Benutzen Sie jedoch für den Boden von Duschbecken, wo das Wasser auch mal stehenbleibt und nicht sofort abläuft, besser eine wasserdichte Spezialfugenmasse (beispielsweise auf Epoxidharzbasis).

Beachten Sie beim Verfugen unbedingt, daß Anschlüsse benachbarter, ungleicher Bauteile (z.B. die Dehnungsfuge zwischen der Gebäudewand und einer eingebauten Trennwand), aber auch die Fuge zwischen Wänden und Böden mit einem dauerelastischen Dichtstoff abgedichtet werden müssen. Wie man Rand- und Dehnungsfugen dauerhaft abdichtet, erfahren Sie auf den Seiten 58/59.

1 Rühren Sie den Fugenmörtel nach den auf seiner Verpackung aufgedruckten Verarbeitungsrichtlinien in das Wasser ein. Der Mörtel muß kräftig durchgemischt werden, damit keine Klumpen entstehen. Beachten Sie dabei, daß möglichst wenig Luft mit eingeschlagen wird.

2 Den fertig gemischten Fugenmörtel tragen Sie dann mit dem Fugengummi vollflächig auf die Fliesen auf. Wenn Sie den Mörtel in die Fugen einarbeiten, dann bewegen Sie den Fugengummi diagonal zum Fugenschnitt.

3 Sobald der Mörtel in den Fugen nicht mehr glänzt, reinigen Sie Fliesen und Fugen mit einem immer wieder angefeuchteten Schwamm. Wiederholen Sie diesen Arbeitsgang, bis die Fliesen sauber sind.

4 Zum Schluß säubern und polieren Sie die Fliesen mit einem trockenen Tuch.

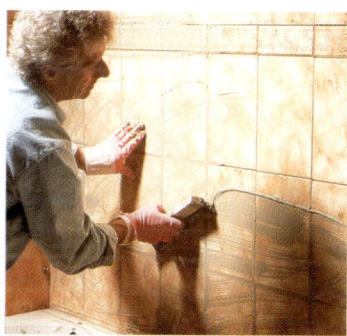

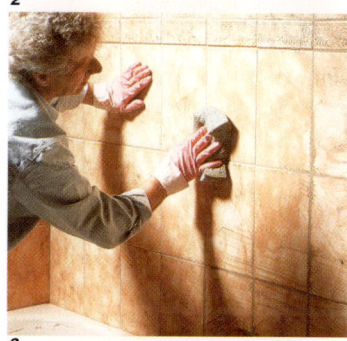

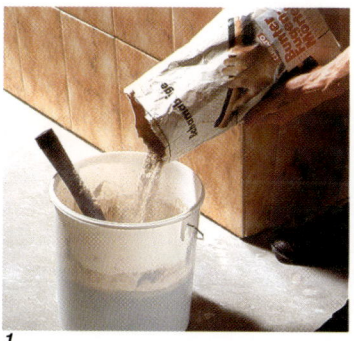

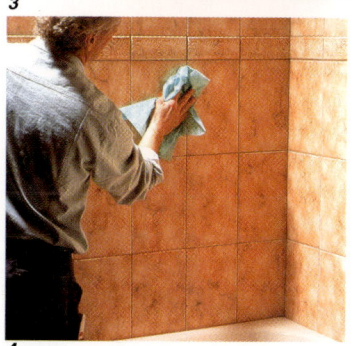

Arbeitsanleitung: Dichtungsmasse auftragen

Fugen und Risse abdichten

Dehnungsfugen zwischen unterschiedlichen Bauteilen und Baustoffen müssen mit einer dauerelastischen Masse verschlossen werden, damit sich keine Risse bilden. Diese Maßnahme ist besonders wichtig in Feuchträumen, also auch im Naßbereich der Saunaanlage, wo eindringendes Wasser in Rand- und Dehnungsfugen beträchtliche Schäden hervorrufen kann.

In der Saunaanlage sollten folgende Fugen mit Silikonkautschuk abgedichtet werden: alle Fugen an den Rändern von Sanitäreinbauten (Duschwanne, Badewanne, Abkühlbecken, fest montierte Fußwärmebecken, Duschabtrennungen, WC und Handwaschbecken); alle Randbereiche und Ecken von verfliesten Flächen, insbesondere die Dehnungsfuge zwischen Boden und Wänden im Naßbereich.

Für eine dauerelastische Abdichtung eignen sich am besten moderne Silikondichtstoffe, die mit einer Auspreßpistole einfach in die Fugen eingespritzt werden können. Silikonkautschuk ist in allen gängigen Sanitärfarben, aber auch transparent im Handel erhältlich. Er ist beständig gegenüber Wasser und unempfindlich gegenüber haushaltsüblichen Reinigungsmitteln. Wenn er pilzhemmend ausgerüstet ist, können seine Oberflächen nicht mehr durch Schimmelbefall unansehnlich werden.

Für die fachgerechte Verarbeitung von Silikonkautschuk gilt, daß die Umgebung der Fuge vollkommen sauber und trocken sein muß.

Bestimmte Werkstoffe, so Edelstahl, kunststoffbeschichtete Spanplatten und Hart-PVC, aber auch poröse Baustoffe wie Beton, Putz und Mauerwerk müssen mit einer Grundierung vorbehandelt werden, die im allgemeinen zum Lieferprogramm des Dichtstoffherstellers gehört. Weiterhin ist zu beachten, daß tiefe Fugen hinterstopft werden sollten und daß der Dichtstoff nicht am Fugengrund kleben darf (eventuell Trennfolie einlegen).

Abdichtungen im Sanitärbereich sollten als »Dreieckfuge« ausgeführt werden. Hierbei wird nicht nur die Fuge selbst mit Dichtstoff gefüllt, sondern der Dichtstoff sollte auf die Fugenränder (beispielsweise Keramikplatten, Badewannenrand) überstehen. Kleben Sie zunächst die Ränder der Fugen mit Klebeband ab und achten Sie dabei auf einen parallelen Verlauf der freibleibenden Fuge zwischen den Klebestreifen.

Profitip
Damit Finger oder Spachtel auf dem Dichtstoff gleiten und nicht daran kleben bleiben, feuchtet man sie mit Wasser an. Dem Wasser setzt man vorher einige Tropfen Spülmittel zu.

1 Schneiden Sie die Spitze des Gewindenippels an der Kartusche mit einem Messer ab und schrauben Sie die Spritzdüse auf. Die Spritzdüse wird nun entsprechend der Fugenbreite schräg abgeschnitten. Spritzen Sie den Dichtstoff satt und zügig mit möglichst gleichmäßigem Hebeldruck in die Fuge ein. Hierbei sollten Sie die Spritzpistole, bis Sie das Fugenende oder eine Ecke erreicht haben, weder absetzen noch mit dem Auspressen aussetzen.

2 Stoßen mehrere Fugen in einer Ecke zusammen, so beginnen Sie mit dem Ausspritzen am besten in der betreffenden Ecke. Spritzen Sie ineinander übergehende Fugen zusammen aus, bevor Sie mit dem Glätten des Dichtstoffs beginnen.

Arbeitsanleitung: Dichtungsmasse glätten

Hierfür haben Sie je nach Raumtemperatur und Luftfeuchtigkeit zwischen 5 und 10 Minuten Zeit. Danach bildet sich eine Haut auf dem Dichtstoff.

3 Dreieckfugen glättet man am besten mit dem Finger, flache Fugen gründlich mit einem sauberen Spachtel.

4 Auch beim Glätten sollten Sie die Bewegung des Fingers oder des Spachtels nicht aussetzen, bevor Sie eine Ecke oder das Fugenende erreicht haben. Bei langen Fugen kann es notwendig sein, zweimal anzusetzen. Hierbei den Finger wieder gut anfeuchten.

Unmittelbar nach dem Glätten, bevor die Hautbildung einsetzt, ziehen Sie das Klebeband ab. Vor seiner Beanspruchung sollte der Dichtstoff einige Tage ausvulkanisieren können.

Nicht vollständig gefüllte Fugen können erst dann mit Silikonkautschuk überspritzt werden, wenn die erste Schicht des Dichtmittels ausvulkanisiert hat und vollkommen trocken ist.
Verfahren Sie dabei genauso wie oben beschrieben.

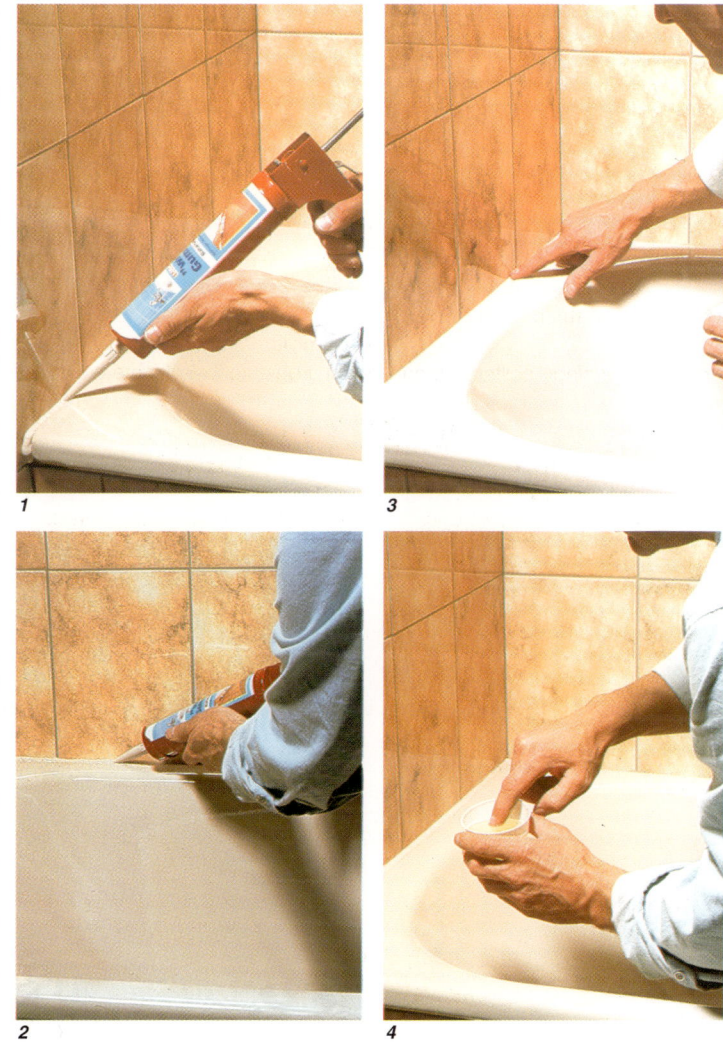

Arbeitsanleitung: Fertigteil-Sauna montieren

Eine Fertigteil-Sauna montieren

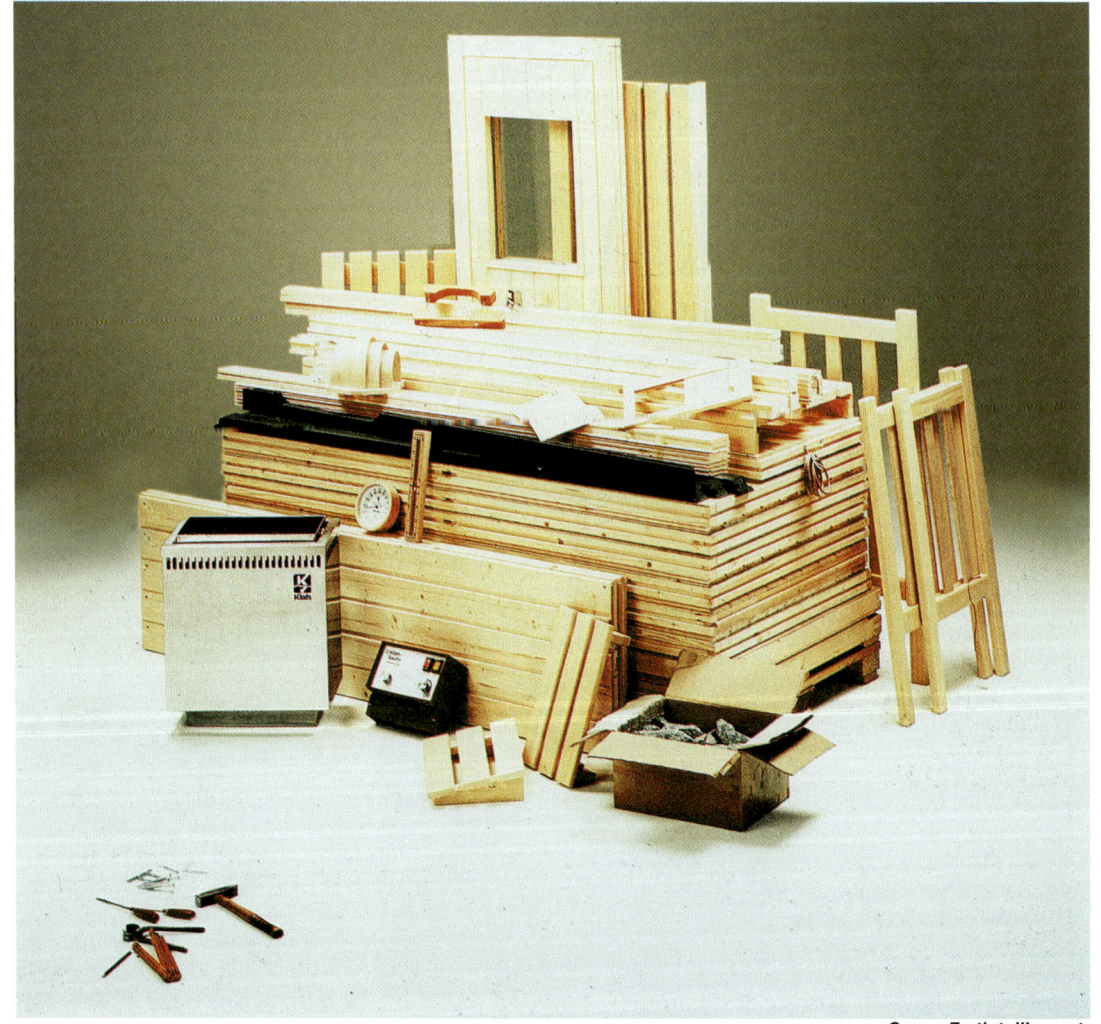

Sauna-Fertigteilbausatz

Arbeitsanleitung: Fertigteil-Sauna montieren

Material
Sauna-Fertigteilbausatz mit Saunaofen und Steuergerät.

Werkzeug

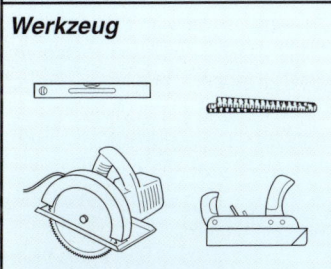

Schwierigkeitsgrad

Kraftaufwand

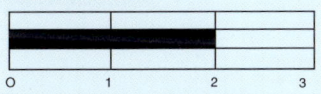

Arbeitszeit
Für die komplette Montage eines Fertigteil-Bausatzes benötigen Sie weniger als einen Tag.

Ersparnis
Durch Ihre Eigenleistung sparen Sie je nach Hersteller und Modell 2000 bis 4000 DM.

Beim Selbstbau Ihrer Saunakabine haben Sie zwei Möglichkeiten: Sie montieren die Kabine aus einem sogenannten Fertigteil-Bausatz, oder Sie bauen die Kabine von Grund auf selbst mit eigens beschafftem Baumaterial oder mit einem sogenannten Materialbausatz. In beiden Fällen haben Sie, bevor Sie mit der Montage der Kabine beginnen können, einige Vorarbeiten zu leisten, denn die Saunakabine sollte grundsätzlich erst dann eingebaut werden, wenn alle anderen Ausbauarbeiten erledigt sind (siehe Seiten 71–81). Die Saunakabine gehört sozusagen zur Inneneinrichtung.

Jeder Fertigteil-Bausatz ist vom Hersteller auf genormte Kabinenmaße ausgelegt bzw. speziell nach Ihren Maßangaben gefertigt worden. Die einzelnen Fertigteile sollten exakt zusammenpassen, sie können daher nicht beliebig untereinander ausgetauscht werden. Aus diesem Grund ist für die Montage jedes Fertigteil-Bausatzes ausschließlich die mitgelieferte Montageanleitung des Herstellers maßgeblich.

Die vorliegende Arbeitsanleitung kann in ihren Einzelheiten nicht ohne weiteres auf andere Fertigteil-Bausätze übertragen werden. Dennoch erfahren Sie auf den folgenden Seiten viel Grundsätzliches über die Montage und können sich anhand des gewählten Beispiels einen Eindruck davon machen, wie einfach es ist, eine gut durchdachte Fertigteil-Sauna schnell selbst aufzustellen.

Vorarbeiten

● Decke, Wände und Fußboden des Saunaraums sollten nach Möglichkeit wärmeisoliert und mit einer Dampfsperre versehen werden. Dies hilft, die Schwitzwasserbildung insbesondere an der Decke zu vermeiden, wenn zwischen Kabinen- und Raumdecke nicht genügend Raum für eine wirkungsvolle Belüftung besteht (mindestens 40 cm in der Höhe).

● Der Boden sollte im Bereich der Saunakabine möglichst eben sein. Unebenheiten bis zu 3 cm auf 2 m können durch Anpassen des Bodenrahmens leicht ausgeglichen werden.

● Soll die Abluft durch eine Maueröffnung ins Freie (und nicht in den Vorraum) abgeführt werden, so sollte die Unterkante der Abluftöffnung in der Mauer zwischen der ersten und zweiten Liege, d.h. etwa

Arbeitsanleitung: Bodenrahmen ausrichten

65 cm über Fertigbodenniveau liegen. Als Abluftrohr verwenden Sie am besten ein PVC-Rohr mit 150 mm Durchmesser.

• Zur elektrischen Beheizung des Saunaofens ist ein Drehstromanschluß mit 220/380 Volt vorzubereiten. Das Kabel sollte an der Raumdecke herangeführt werden und reichlich Überlänge haben (Anschluß von Ofen und Steuergerät durch den Elektrofachmann).

1 Zunächst muß der Bodenrahmen exakt waagerecht ausgerichtet werden. Legen Sie die vier Rahmenhölzer am Aufstellungsort der Kabine auf den Boden und messen Sie mit der Wasserwaage, ob sie waagerecht in einer Ebene liegen. Wichtig ist, daß der Bodenrahmen an allen Stellen aufliegt (keine Punktlast).

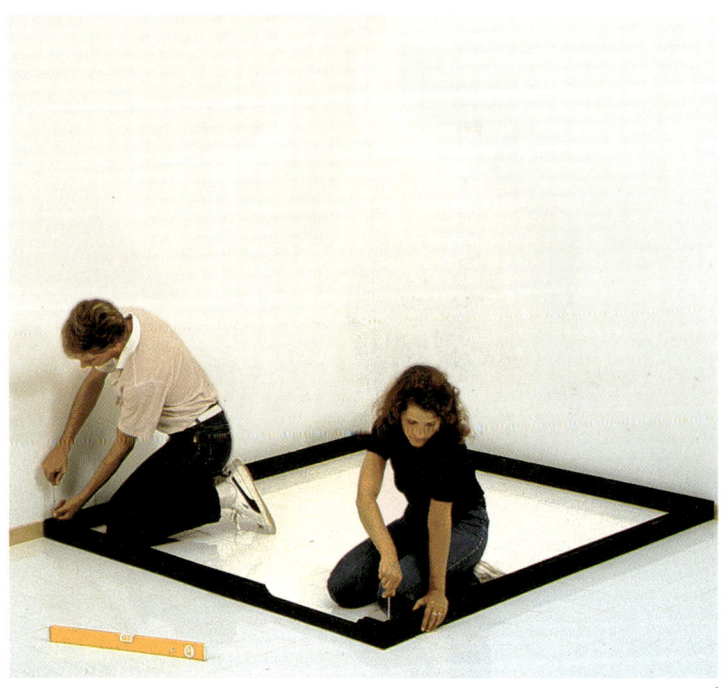

Ist Gefälle vorhanden, so passen Sie die Rahmenhölzer durch Abhobeln an den Fußboden an. Die Hölzer des Bodenrahmens dürfen zum Anpassen an die Raumverhältnisse auf keinen Fall verkürzt werden. Dann nämlich passen die Wandelemente nicht mehr. Verbinden Sie die Rahmenhölzer, indem Sie an allen vier Ecken die mitgelieferten Metallwinkel anschrauben. Der

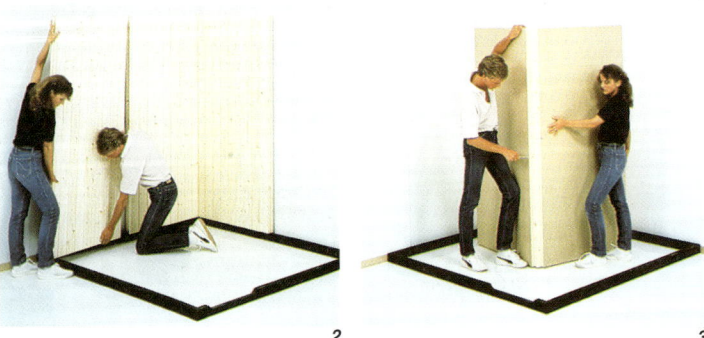

Arbeitsanleitung: Montage der Kabinenwände

Bodenrahmen wird dann in seine endgültige Lage gebracht.

2 Diese Saunakabine ist so gedacht, daß sie an zwei Raumwände angebaut wird. Deshalb ist nur ein Teil der Wandelemente nach außen verbrettert. Mit der Montage der Kabinenwände beginnt man in der Raumecke. Verschrauben Sie die beiden vorgesehenen Wandelemente mit Flachkopfschrauben an einen Eckpfosten. Dabei muß der Eckpfosten mit der Oberseite des Wandteils bündig sein, sonst passen die Deckenelemente nicht exakt auf die Kabinenwände.

3 Setzen Sie die beiden miteinander verschraubten Wandelemente auf den Bodenrahmen auf. Dabei muß die Feder an der Unterkante der Wandelemente in die Nut des Bodenrahmens genau einrasten.

Gehen Sie bei der Befestigung der weiteren Wandelemente so vor, daß zum Schluß ein vom Raum her zugängliches Eckteil montiert wird. Bevor Sie das nächste Wandelement am bereits aufgestellten Eckteil befestigen, müssen in die Nuten des Eckteils

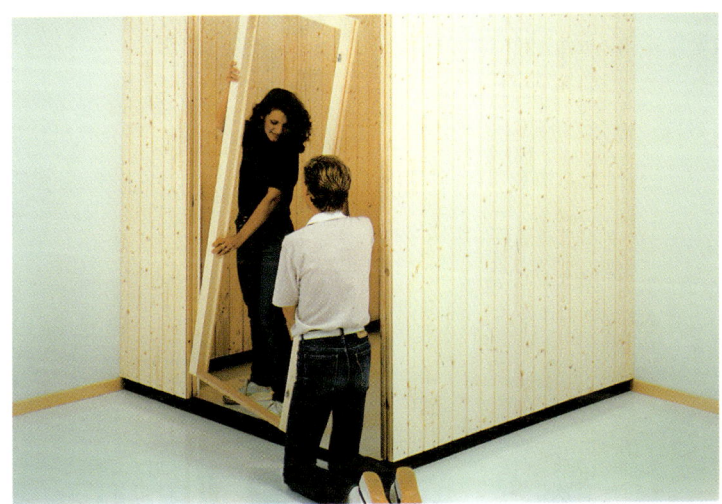
4

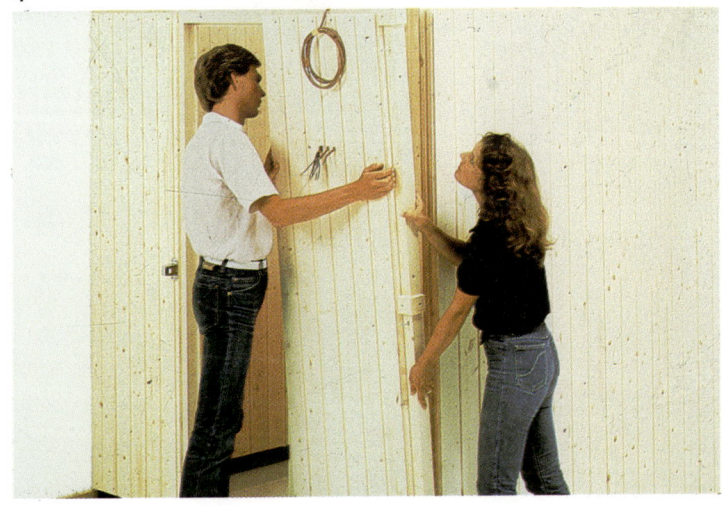
5

75

Arbeitsanleitung: Montage der Kabinenwände

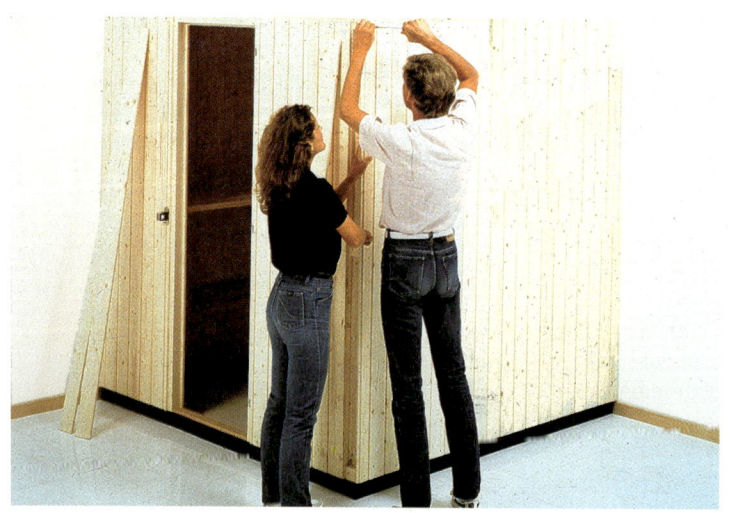

6

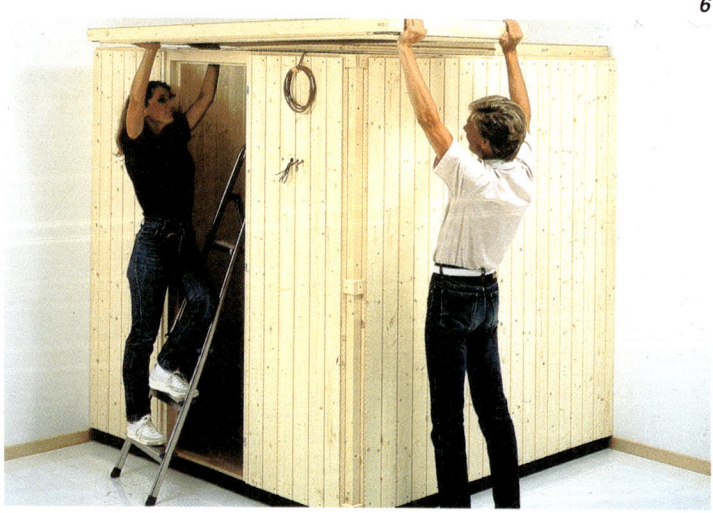

7

eine Rahmenfeder und eine Sperrholzfeder (im Lieferumfang enthalten) eingeschoben werden. Nachdem die Rahmenfeder mit 3 Nägeln (40 mm) befestigt ist, wird zwischen die beiden Federn ein selbstklebender Dichtungsstreifen geklebt. Dazu ziehen Sie die Schutzfolie ab.

Der Dichtungsstreifen quillt in den folgenden Stunden stark auf und sorgt so für eine lückenlose Abdichtung der Wand- bzw. Deckenstöße. Nach dem Einsetzen des Wandelements schlagen Sie von oben her einen Wellnagel in die Rahmenhölzer der benachbarten Wandfelder, der für eine feste Verbindung der einzelnen Elemente während der Montage sorgt.

4-5 Setzen Sie auf diese Weise Element an Element, bis Sie die vordere Ecke erreicht haben, die Sie zuletzt schließen wollen. Eines der folgenden Elemente wird sich über der Abluftöffnung in der Wand befinden. Reißen Sie die notwendige Öffnung im Wandelement an, indem Sie den mitgelieferten Abluftstutzen anhalten, und sägen Sie sie mit der Stichsäge aus. An der Rückseite dieses

Arbeitsanleitung: Decke auflegen

Wandelements muß die Öffnung etwa 15 mm größer ausgesägt werden. Dort wird das in der Wand steckende PVC-Rohr über den Blechstutzen geschoben. Die Zuluftöffnung befindet sich in dem Wandelement, hinter dem die Aufstellung des Saunaofens vorgesehen ist. Setzen Sie dann Wandelement an Wandelement, bis Sie die vordere Ecke erreicht haben, die Sie zuletzt schließen. Hiernach fahren Sie mit der Montage der Wandelemente auf der anderen Seite des zuerst aufgestellten Eckteils fort, bis die Türöffnung erreicht ist. Nun setzen Sie den Türrahmen ein.

6 Das letzte Wandelement wird auf einer Seite durch die Nut-Feder-Verbindung an der Tür gehalten. Auf der anderen Seite wird es mit einem Eckpfosten verschraubt, der am anschließenden Wandelement durch Verschrauben befestigt wird.

7 Die Wände der Saunakabine haben nun schon eine gewisse Standfestigkeit, können aber durch Andrücken von den Ecken her noch bewegt werden. Bevor Sie die Deckenelemente aufsetzen, sollten Sie die Diagonalen der Kabine an der Oberseite der Wandelemente messen. Wenn sie nicht genau übereinstimmen, korrigieren Sie die Stellung der Kabinenwände. Zuerst legen Sie die Deckenelemente auf, die von außen am schlechtesten zugänglich sind. Die Deckenelemente müssen dabei in die Nuten der Wandelemente einrasten. Zwischen die Deckenelemente werden, wie bei der Montage der Wandelemente, Rahmen- und Sperrholzfedern eingesetzt und anschließend der Dichtungsstreifen fest aufgeklebt.

Decke und Wände werden durch Deckleisten zusammengehalten. Vor ihrer Befestigung müssen die Deckenleisten und die Bretter der Wandelemente gebohrt werden (5-mm-Bohrer). Der Lochabstand sollte etwa 40 cm betragen. Dabei gehen Sie so vor, daß zunächst zwischen Leiste und Decke ein Abstand von etwa 3 mm besteht. Nach dem Verschrauben an den Wänden werden die Deckleisten mit der Decke verschraubt. Hierdurch wird die Decke dicht auf die Wände gezogen. Man verwendet Flachkopfschrauben 4,5 x 70 mm. Die Schrauben versenkt man, damit sie nicht vorstehen.

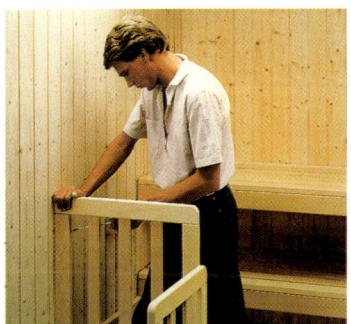
8

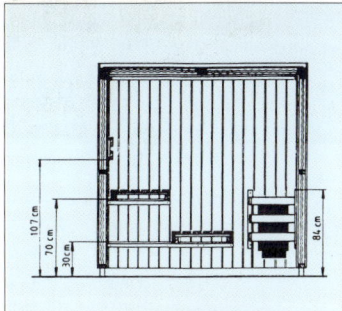
9

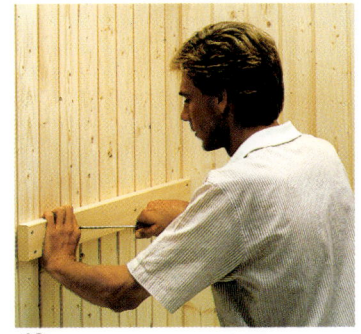
10

Arbeitsanleitung: Einbau der Liegen

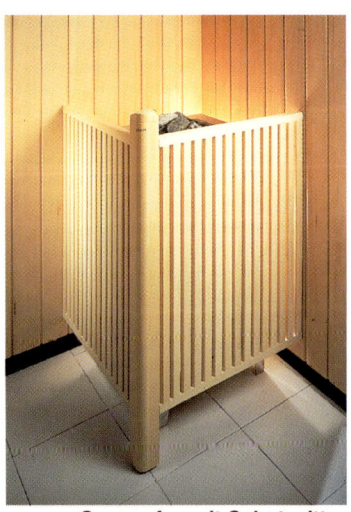
Saunaofen mit Schutzgitter

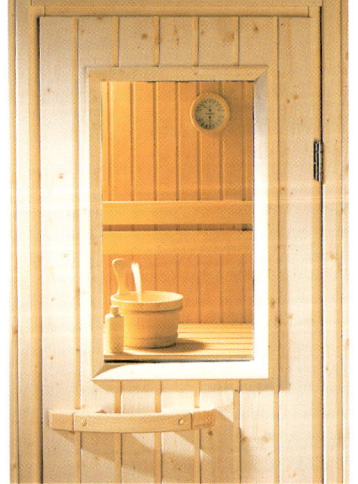
Sichtbares Meßinstrument

8 Zum Schluß montieren Sie das Ofengitter. Anschließend können Sie den Ofen an seinem vorgesehenen Standort, hinter dem Elektrowandteil aufstellen.

Sicherheitstip
Hat die Kabine einen Bodenbelag aus brennbarem Material (Holz, PVC), so müssen Sie unter den Saunaofen eine unbrennbare Platte auflegen.

Da auch für die Fertigteil-Kabinen unterschiedliche Ofenmodelle in Frage kommen (Standmodelle, Wandmodelle), richtet man sich für die Aufstellung bzw. Befestigung nach dem Instruktionsblatt, das dem Ofen bei Lieferung beiliegt. Bei der Verwendung eines für diese Fertigteil-Kabine nicht vorgesehenen Ofenmodells muß sichergestellt werden, daß sich der Ofen fachgerecht am vorgesehenen Wandelement befestigen läßt.

Einbau der Liegen
Um die Liegen einzubauen, richten Sie sich nach einem beigefügten »Liegeplan«, in dem, je nach vorgesehener Liegeanordnung, die Lage und Höhe der Liegenauflageleisten angegeben sind. Die Verschraubungen in den Auflageleisten müssen vorgebohrt werden, und zwar so, daß die Befestigung ausschließlich an den senkrechten Rahmenhölzern der Wandelemente erfolgen kann. Damit die Schrauben in den Rahmenhölzern nicht ausreißen, hält man zum Wandstoß etwa 25 mm Abstand ein. Auf die oberen Auflageleisten werden Holzklötze, 20 x 20 x 34 mm, hochkant als Abstandshalter aufgenagelt (**Abb. 9**, **10**)

Die Liegen werden einfach auf die Auflagen gelegt, nicht befestigt. Sie sollen zur Reinigung der Kabine herausnehmbar bzw. beim Saunabaden verschiebbar sein.

Wenn Sie die Liegen eingebaut haben, schrauben Sie das Ofenschutzgitter an die Wand. Wiederum müssen Sie vorbohren (Bohrer 5 mm), und zwar in die Rahmenhölzer des Gitters und in die Wand. Nach dem Anschrauben der Seitenteile befestigen Sie an diesen das Vorderteil des Gitters.

Mit der Montage der Liegen sind die Holzarbeiten im Inneren Ihrer Saunakabine abgeschlossen. Sie

Arbeitsanleitung: Arbeiten an der Außenverkleidung

können nun die einzelnen Sauna-Instrumente befestigen. Beachten Sie bitte, daß keines der Instrumente in der Nähe des Ofenschutzgitters befestigt wird.

Meist werden Thermometer und Hygrometer an der Kabinenrückwand angebracht. Das hat den Vorteil, daß Sie die Temperatur und die Luftfeuchtigkeit von außen durch das Türfenster ablesen können. Die Sanduhr wird dagegen üblicherweise neben der Tür, jedoch nicht über dem Ofen, in einer Höhe von ungefähr 1,5 m montiert. Auch die Saunaleuchte installieren Sie am besten neben (auf keinen Fall über) dem Ofen.

Sicherheitstip
Wegen möglicher Brandgefahr dürfen Sie keines der Sauna-Instrumente in unmittelbarer Nähe des Saunofens befestigen.

Oft werden zum Schutz vor Fußkälte auf dem Kabinenboden Holzroste ausgelegt. Hiervon muß aus hygienischen Gründen dringend abgeraten werden, da Holzroste den herabtropfenden Schweiß leicht aufsaugen und sich auf ihnen bei der idealen Temperatur am Boden der Sauna (etwa 40 Grad Celsius) Krankheitskeime besonders gut entwickeln. Um der Gefahr von Fußpilz vorzubeugen, sollten die Roste öfter gründlich mit Seife gereinigt werden. Hierfür eignen sich Bodenroste aus Kunststoff aber besser als Holzroste.

Weitere Arbeiten
Es fehlen noch einige Arbeiten an der Außenverkleidung. Beginnen Sie mit der Verkleidung der sichtbaren Ecke. Nageln Sie zunächst die mitgelieferten Aufdoppelleisten an den Eckpfosten und schrauben Sie mit 4 x 32er Kreuzschlitzschrauben die Eckbretter an die Leisten.
Danach werden die beiden anderen Eckpfosten an den Raumwänden ebenfalls aufgedoppelt. Die Leisten müssen vorher entsprechend dem Wandabstand der Kabine abgelängt werden. An diesen Leisten befestigen Sie dann die vorgesehenen Profilbretter. Das Anschlußbrett muß in seiner Breite vermutlich dem Abstand zur Wand angepaßt werden. Ist der Abstand zwischen Kabine und Wand größer als die Breite des vorgesehenen Profilbretts, so verschrauben Sie anstelle der Aufdoppelleisten mehrere waagerechte Leisten, an denen Sie dann die Profilbretter befestigen können.

Für den oberen Abschluß der Saunakabine gibt es zwei brauchbare Lösungen.

● Soll der Raum zwischen Kabinen- und Raumdecke wegen fehlender Wärmeisolierung der Raumdecke belüftet werden (Vermeidung von Schwitzwasserbildung), so werden an der Kabinendecke lediglich zwei waagerecht verlaufende Abschlußbretter mit Kreuzschlitzschrauben 4 x 32 mm befestigt. Vorher müssen die mitgelieferten Aufdoppelleisten stabil angenagelt werden.

● Die Kabinenverkleidung kann jedoch auch bis zur Raumdecke hochgeführt werden. Das ist sicherlich die schönere Lösung. Hierfür sollte aber die Raumdecke wärmeisoliert und mit einer Dampfsperre versehen sein. Nageln Sie zunächst die Aufdoppelleisten an die Kabinendecke und dübeln Sie dann das vorgesehene Rahmenholz an die Raumdecke. Die nach Ihrer Bestellung mitgelieferten kurzen Nut- und

Arbeitsanleitung: Profilbretter befestigen

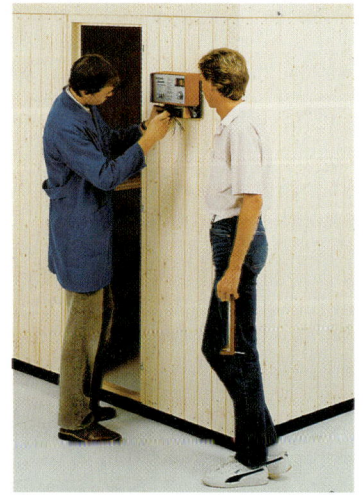

Anschluß durch den Elektriker

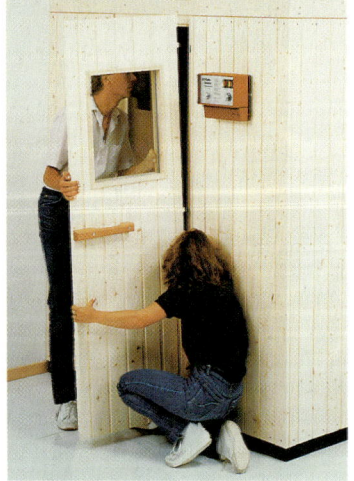

Zuletzt wird die Tür eingehängt

Federbretter werden nun sowohl an die Aufdoppelleisten als auch an das Rahmenholz an der Decke geschraubt.

Beginnen Sie mit der Befestigung der Nut- und Federbretter von der sichtbaren Kabinenecke her, denn die Wandanschlußbretter müssen Sie vermutlich wieder in der Breite dem Wandabstand anpassen. Für die Befestigung der Profilbretter im Deckenzwischenraum können Sie auch sogenannte Profilbrettklammern verwenden.

Hierbei wird das erste Profilbrett über der Kabinenecke an seiner Federseite (eventuell Feder abschneiden) zunächst genagelt. An seiner Nutseite wird es dann mit Profilbrettklammern befestigt. Das nächste Profilbrett wird mit seiner Feder in die Nut des vorangehenden Bretts eingesetzt und wiederum an seiner Nutseite von Profilbrettklammern gehalten. Das letzte Brett zur Wand hin wird wieder genagelt.

Der Saunaofen und seine Steuerung werden nun durch den von Ihnen beauftragten, örtlich konzessionierten Elektriker vorschriftsmäßig angeschlossen. Hängen Sie erst ganz zum Schluß die Tür ein und schrauben Sie die Türabschlußleisten an. Als Verschluß dient ein Rollschnapper, der mit 5 x 40er Schrauben an die Türabschlußleiste festgeschraubt wird, so daß die Tür geschlossen gut anliegt und die Schließrolle sich in gespannter Stellung befindet.

In weniger als einem Tag haben Sie nun Ihre ganz private Saunakabine fertig aufgebaut und komplett montiert.

Ökotip
Die Profilbrettverkleidung der Kabine darf weder innen noch außen mit Beizen, Lasuren oder Lacken behandelt werden. Imprägnierende Schutzanstriche kommen wegen der meist unangenehm riechenden und häufig gesundheitsschädlichen Lösungsmittel ohnehin nicht in Frage. Bei den hohen Kabinentemperaturen ist ein Schädlingsbefall nicht zu befürchten. Die Kabine sollte nur durch Abtrennungen von außen gegen Spritzwasser geschützt werden.

Die Kompaktsauna

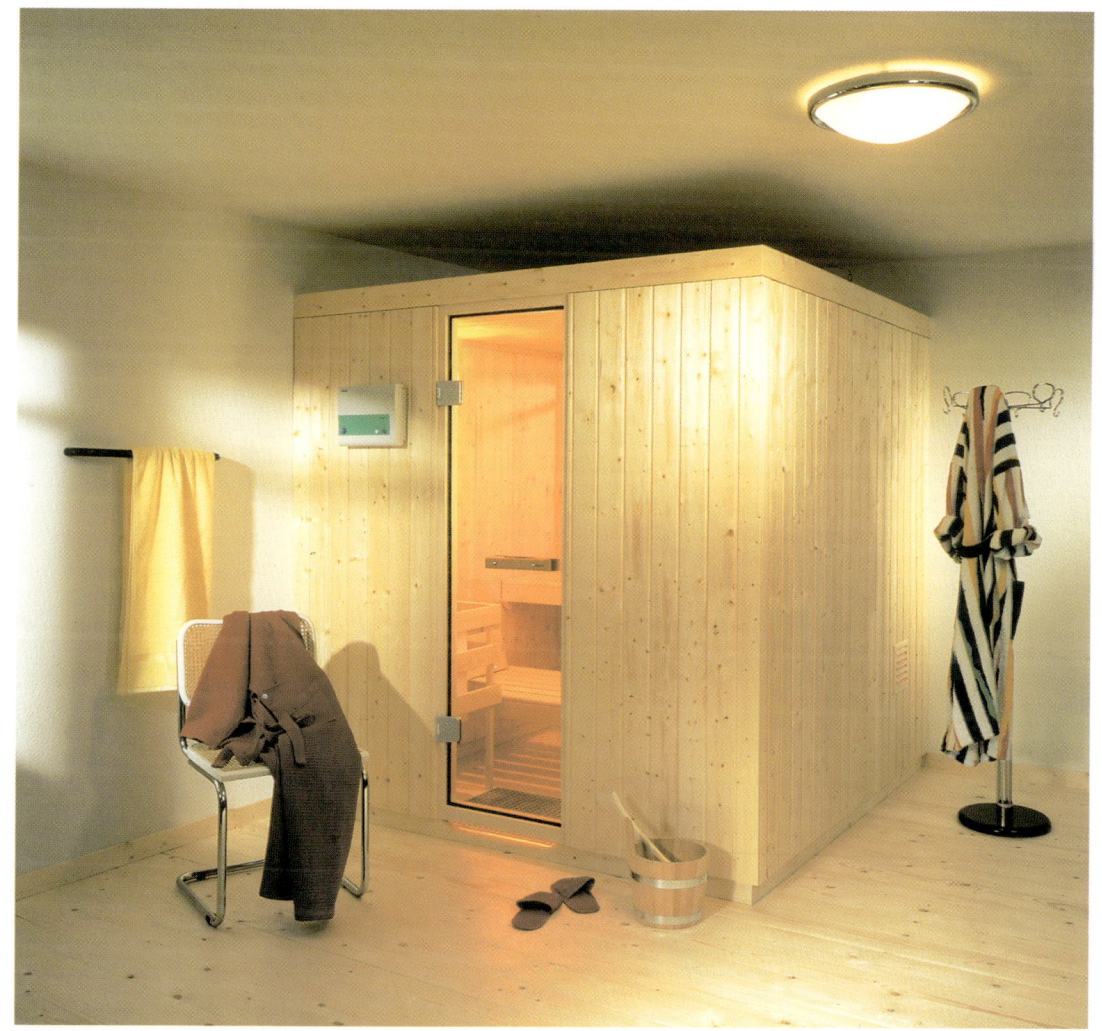

Arbeitsanleitung: Sauna im Dachgeschoß

Eine Sauna im Dachgeschoß einbauen

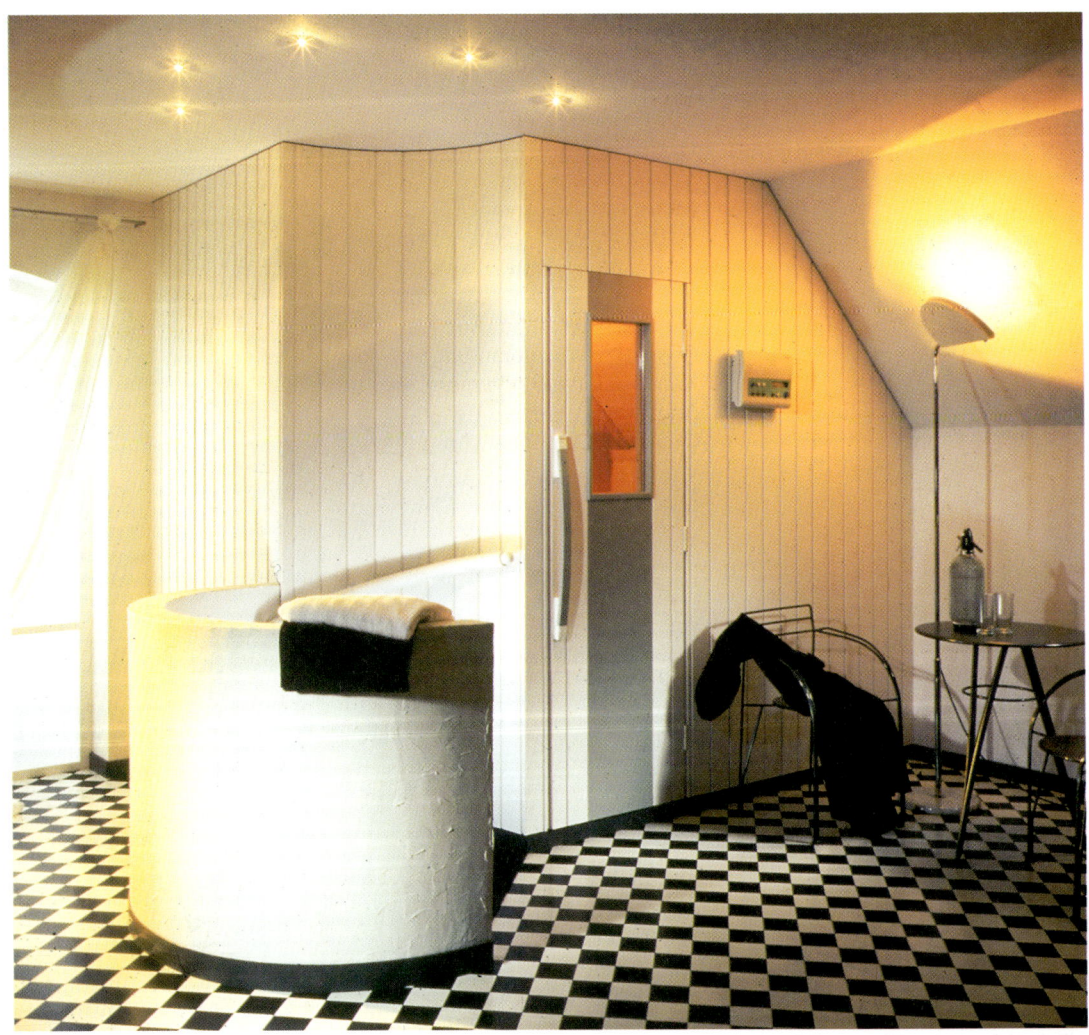

Arbeitsanleitung: Sauna im Dachgeschoß

Material
Gipsfaser-Ausbauplatten, Dachlatten, Dämmplatten, Dampfbremsfolie, Dichtband, Spezialklebeband, Schnellbauschrauben, Fugenspachtel, Nägel, Kork, Korkkleber, Hartöl.

Werkzeug

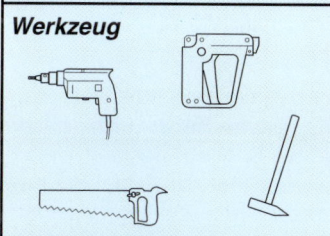

Schwierigkeitsgrad

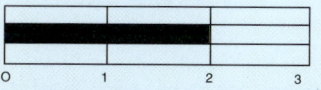

Kraftaufwand

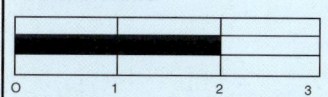

Arbeitszeit
Als Arbeitszeit sollten Sie je nach Größe des Fitnessraums mit bis zu 4 Wochen rechnen.

Ersparnis
Durch Ihre Eigenleistung sparen Sie bis zu 15 000 DM.

Ungenutzte Speicher eignen sich hervorragend für einen Ausbau als Saunaraum.

Sie müssen nicht einmal Ihren gesamten Speicherraum für den Saunaeinbau opfern. Bereits 4-5 m² reichen für eine 4-Personen-Sauna aus. Einige Hersteller bieten Saunakabinen für nahezu jede Raumsituation an, so daß Schrägen und Vorsprünge (z. B. Kamin) keine Hindernisse für Ihr Saunavergnügen darstellen.

Wenn es der Platz erlaubt, können Sie auch den gesamten Dachraum für Ihre private Sauna nutzen und den Kabinenbereich in einen großzügigen Ruheraum integrieren.

In diesem Fall sollten Sie jedoch unbedingt einen Duschbereich einplanen, damit Sie zwischen Saunagang und Ruhephase nicht jedesmal in ein anderes Stockwerk (Bad) wechseln müssen.

Wenn es in Ihrem Ruheraum ein größeres Dach- oder Giebelfenster gibt, ist die Frischluftzufuhr gesichert und Sie können nach dem Saunagang genügend Sauerstoff tanken.

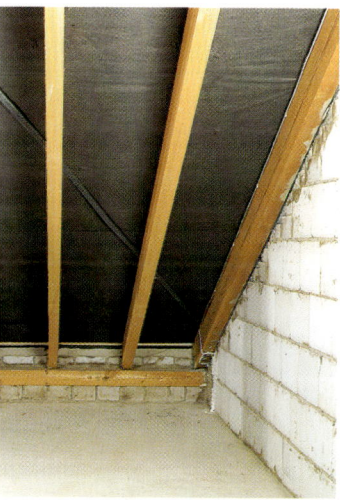

Ausbaufähige Speicherecke

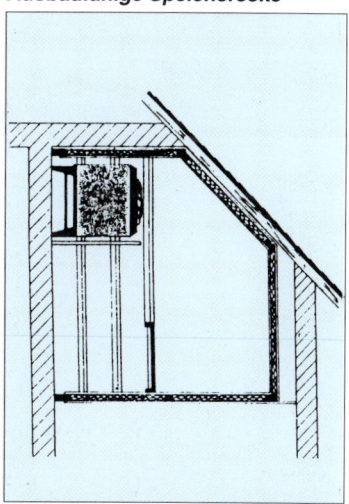

Saunakabine unter der Schräge

Arbeitsanleitung: Sauna im Dachgeschoß

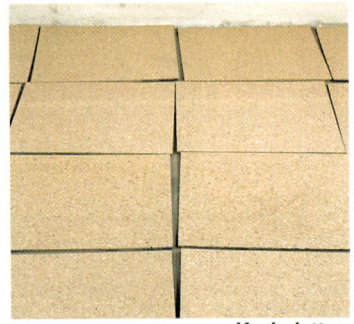
Korkplatten

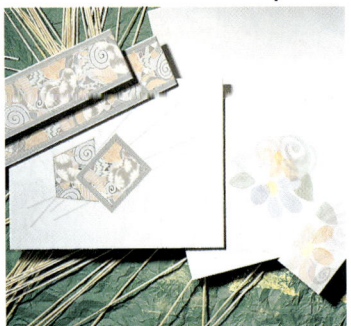
Keramikfliesen

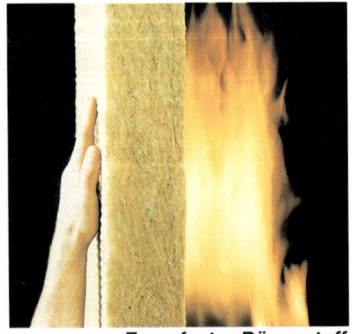
Feuerfester Dämmstoff

Profitip
Die Zuluft aus dem Ruheraum genügt für die Belüftung der Sauna vollkommen. Wenn Sie nur eine Minisauna ohne Ruheraum bauen wollen, müssen Sie mit einem Wanddurchbruch zum Nebenraum für genügend Zuluft sorgen.

Wenn Sie eine geräumige Sauna mit Aufenthaltsraum planen, können Sie alternativ zu Fliesen Naturkork als Bodenbelag verwenden. Kork eignet sich in diesem Fall besonders gut, da er nicht nur robust und rutschfest, sondern zusätzlich auch trittschalldämmend ist. Dies unterstützt nochmals die Isolierung Ihres Dachbodens.

Lediglich im Naßbereich müssen Sie den Boden fliesen, da durch zwischen die einzelnen Fliesen eindringendes Wasser der Kleber gelöst werden kann.

Profitip
Planen Sie den Übergangsbereich zwischen Kork und Keramikfliesen großzügig ein, damit Sie keine Schäden durch Spritzwasser befürchten müssen.

Sicherheitstip
Wenn der Fußboden unter Ihrer Saunakabine aus brennbarem Material ist, müssen Sie unter dem Saunaofen unbedingt eine Platte aus nicht entflammbarem Material befestigen, deren Größe sich nach dem Ofenschutzgitter richtet.

Da die folgende Arbeitsanleitung von einem bisher nicht ausgebauten Speicher ausgeht, umfaßt sie zunächst die Ausführung der notwendigen Dämmaßnahmen. Die Dachschrägen und Giebelwände werden anschließend gründlich mit Gipsfaser-Ausbauplatten verkleidet.

Die Dämmung von Neubaudächern ist im allgemeinen einfacher durchzuführen als entsprechende Dämmaßnahmen an Altbaudächern.

Einiges ist allerdings auch hierbei zu beachten: Die Sparren müssen so dick sein, daß ausreichend Platz für die unbedingt notwendige Hinterlüftung zwischen Dämmstoff und Dacheindeckung (mindestens 3 cm) bleibt.

Reicht die verbleibende Sparrendicke nicht für den Einbau von mindestens 10 cm dicken Dämm-

Arbeitsanleitung: Beplankung

platten oder -filzen aus, so kann eine zusätzliche Dämmschicht unterhalb der Sparren eingebaut werden.

In jedem Fall muß die Dämmschicht raumseitig winddicht mit einer dampfbremsenden Spezialfolie unterspannt werden, damit das Eindringen und Kondensieren von Raumluft in der Dämmschicht verhindert wird.

Ökotip

Lassen Sie sich beim Dachausbau auf keinen Fall zu einer Verwendung von chemischen Holzschutzmitteln verleiten. Die meisten handelsüblichen Präparate, häufig selbst solche, die mit dem schmückenden Beinamen »biologisch« verziert werden, sind wegen der verwendeten Wirkstoffe in hohem Maße gesundheitsschädlich.

Entrümpeln Sie Ihren alten Speicher, säubern Sie Dachschrägen und Boden gut. Überprüfen Sie an einem Regentag die Dacheindeckung auf Dichtigkeit. Reparieren Sie undichte Stellen, bevor Sie mit dem Ausbau beginnen.

1 Bauen Sie dann die Dämmplatten ein. Diese können aus Kork, Hartschaum oder Mineralfaser bestehen. Dämmkeile aus Mineralfaser lassen sich jedem Sparrenabstand mühelos dicht anpassen.

2 Um ein späteres Eindringen von feinsten Mineralfasern in die Raumluft sowie von Wasserdampf in die Dämmplatten zu verhindern, unterspannen Sie die Dämmschicht mit einer dampfbremsenden Spezialfolie. Bei der Verwendung von Dampfbremsfolie werden Überlappungen mit Spezialkleber verklebt. Alle Randbereiche werden mit einem Spezialdichtband unterlegt.

Sicherheitstip

Dämmplatten und -filze aus Mineralfaser sollten wegen gesundheitsschädlichen Stäuben nicht mit elektrischen Sägen geschnitten werden. Ein scharfes Messer schneidet Mineralfaser ebenso gut. Tragen Sie immer eine Feinstaubmaske (P2).

3 Hiernach können Sie die für die Befestigung der Ausbauplatten nötige Unterkonstruktion aus Dachlatten montieren. Der Lattenabstand sollte max. 35 mal der Plattendicke entsprechen.

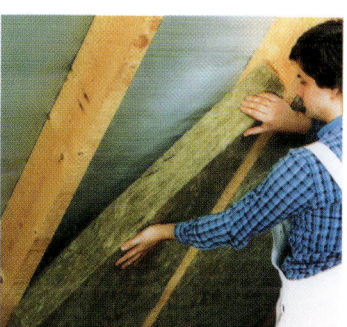

1

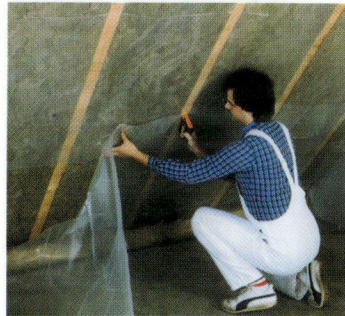

2

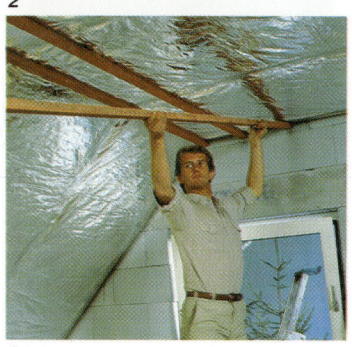

3

Arbeitsanleitung: Dämmstoff befestigen

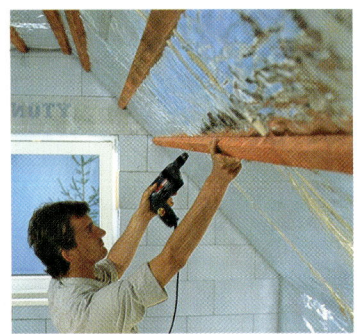

4

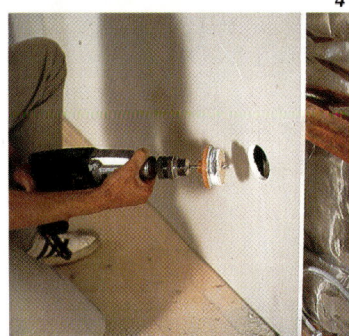

5

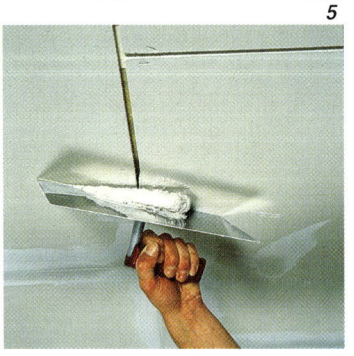

6

Bei einer Plattendicke von 10 mm ist ein Abstand von nicht mehr als 35 cm einzuhalten.

4 Schrauben Sie die Latten mit Schnellbauschrauben an die Dachsparren sowie an die Unterkonstruktion im Bereich der Decke.
Da das Plattenmaterial relativ schwer ist, sollten Sie die Latten an jedem einzelnen Sparren verschrauben. Nach der Befestigung der Latten lassen Sie die Elektroleitungen verlegen.
Bei der Beplankung beginnen Sie an der Decke, dann folgen die Dachschrägen und der Drempel. Gipsfaser-Ausbauplatten werden fest aufliegend einfach mit dem Messer entlang der Schiene tief eingeritzt und dann gebrochen.

Verwenden Sie für die Befestigung ausschließlich spezielle zum Plattensystem gehörende Schnellbauschrauben (Schraubenabstand etwa 20 cm).

5 Löcher für Wanddosen können Sie mühelos mit einem Dosenschneider (Lochsäge) schneiden. Hierbei sollte die hinter den Ausbauplatten liegende Dämmschicht nicht verletzt werden.

Profitip
Achten Sie bei der Beplankung auf einen Fugenabstand zwischen den Ausbauplatten von 5-7 mm. Dies ist für die späteren Spachtelarbeiten besonders wichtig.

6 Zum Schluß füllen Sie alle Stoß- und Anschlußfugen sowie die Schraubenlöcher mit dem zum Plattensystem gehörenden Fugenspachtel. Nach der angegebenen Aushärtezeit erfolgt eine Feinspachtelung, die einen malerfertigen Grund bildet.
Nachdem Sie die Dachschrägen und die Giebelwände verkleidet haben, können Sie mit dem Aufbau eines gedämmten Unterbodens auf dem Rohbetonboden des Speichers beginnen. Richten Sie sich hierfür nach den Ausführungen auf den Seiten 64, 65. Für eine bessere Schalldämmung verlegen Sie hier jedoch den Dämmstoff in zwei Schichten: Als untere Schicht verwenden Sie spezielle Trittschalldämmplatten, als obere Schicht wärmedämmende Trockenestrich-Dämmplatten aus Mineralfaser, Hartschaum oder natürlichem Kork.
Zur Vermeidung von Kreuzfugen

Arbeitsanleitung: Verlegen der Korkplatten

erfolgt die Verlegung am besten in fallenden Längen, zusätzlich sollten die Platten der oberen Dämmschicht quer zu den Platten der unteren Schicht angeordnet werden.

Darüber hinaus ist eine zusätzliche Bodenisolierung wegen der geringen Bodenhitze einer Sauna (20-40 °C) nicht notwendig.

Über der Dämmschicht verlegen Sie nun Holzspan- oder Holzfaserplatten durch Verleimung in Nut und Feder. Nach etwa 24 Stunden ist der Leim ausgehärtet, und Sie können nun die Keile in der umlaufenden Dehnungsfuge entfernen. Da die Platten stark saugend sind, müssen sie vor dem Kleben des Bodenbelags grundiert werden.

7 Der Unterboden ist nun für die Verlegung des Bodenbelags fertig vorbereitet. Tragen Sie zum Verlegen von Korkplatten geeigneten, lösemittelfreien Kleber mit dem Zahnspachtel auf den Unterboden auf. Die Fläche sollte dabei so begrenzt sein, daß sie beim Verlegen von zwei oder drei Reihen Korkplatten noch mit den Händen bis zur Wand reichen können.

8 Nach der vorgeschriebenen Ablüftzeit des Klebers beginnen Sie mit dem Verlegen der Korkplatten. Bei kleinen Räumen setzen Sie die erste Platte in einer Raumecke an und kleben zunächst die ganze Reihe bis zur anderen Raumecke. Drücken Sie dabei jede einzelne Platte mit ihrer gesamten Fläche fest an. Bei großen Räumen empfiehlt sich eine Verlegung von der Raummitte her. Nach dem Verlegen können Sie den Naturkork mit dem Schwingschleifer schleifen, sorgfältig entstauben, mit Hartöl einlassen und mit Wachs pflegen.

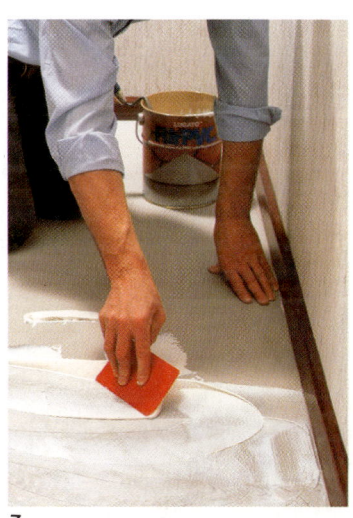

7

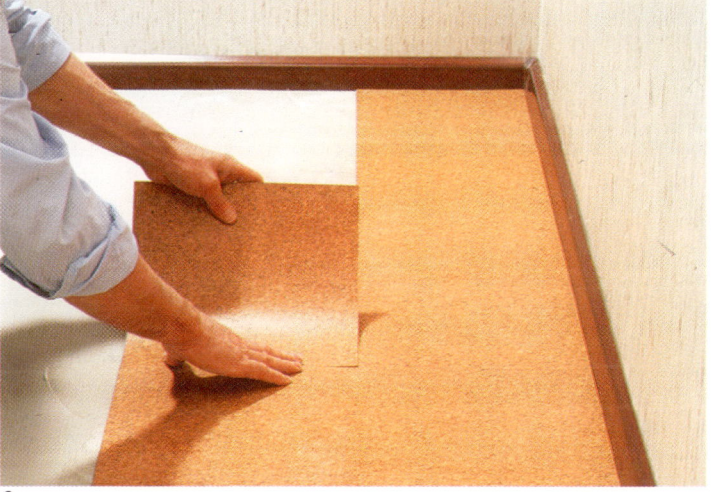

8

Arbeitsanleitung: Fitnessraum planen

Die Planung und Ausstattung Ihres Fitnessraums

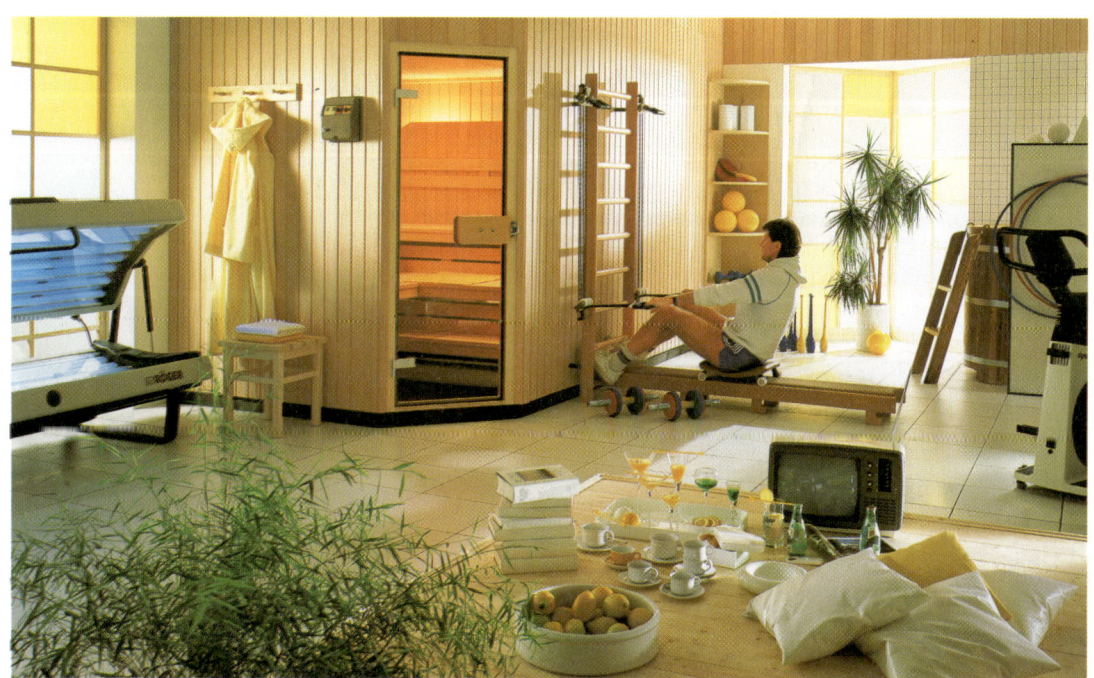

Saunabaden und Fitnesstraining werden oft in einem Atemzug genannt. Dies könnte leicht zu der Annahme führen, daß Fitnesstraining und Saunabad, zum Beispiel zwischen den Saunagängen, gleichzeitig durchgeführt werden können. Hiervon ist jedoch dringend abzuraten.

Sicherheitstip
Wer Fitnesstraining und Saunabad miteinander verbinden möchte, sollte zuerst mit dem Fitnesstraining beginnen und sich vor dem nachfolgenden Saunabad so viel Zeit lassen, daß sich Herz und Kreislauftätigkeit wieder normalisieren können. Je nach individueller Kondition benötigt der Körper hierfür 15-30 Minuten (gegebenenfalls länger), die Sie für eine erholsame Ruhepause vor dem ersten Saunagang nutzen sollten.

Arbeitsanleitung: Fitnessraum planen

Dennoch werden Sauna und Fitness oft im gleichen Zusammenhang genannt, denn wenn Sie sich für den Ausbau eines Kellers, eines Nebengebäudes oder des Dachgeschosses zu einer Saunaanlage vornehmen, ergibt sich oft die Möglichkeit, den Raum für das Fitnesstraining gleich mit einzuplanen. So können beide Bereiche zu einem »Gesundheitszentrum« verbunden werden. Das erspart Arbeitszeit und Kosten und erlaubt oft eine großzügigere Gestaltung. Folgende Punkte sollten Sie dabei berücksichtigen:

Raumbedarf und Geräte

Vielleicht gehören Sie zu den Leuten, die Ihre Sauna nicht ausschließlich zur Entspannung nutzen wollen oder um Krankheiten vorzubeugen, sondern die den Saunagang als Teil eines umfangreichen Fitnessprogramms verstehen.

In diesem Fall bietet sich bei der Planung einer Sauna an, diese mit einem privaten Fitnessraum zu kombinieren.

Zwar brauchen Sie hierfür mehr Platz als bei einer reinen Sauna, ein Raum mit den Ausmaßen einer Turnhalle ist jedoch auch nicht nötig.

Wenn Sie zum Beispiel eine Sprossenwand zusätzlich mit einer Gymnastikbank, einem Rollsitz und Expandern ausstatten, haben Sie bereits eine komplette Trainingsmöglichkeit auf kleinstem Raum.

Profitip

Bereits mit wenigen täglich ausgeführten Übungen an der Sprossenwand können Sie Ihre Rückenmuskulatur aufbauen. Gerade wer im Beruf viel sitzen muß, kann auf diese Weise gezielt seinen Rücken stärken und Beschwerden vorbeugen.

Im Handel werden Kombinationsgeräte, oft auch »Fitness-Center« oder »Body-Building-Center« genannt, angeboten. Diese Geräte sind ebenfalls sehr platzsparend, bieten dem Benutzer jedoch nur eine begrenzte Möglichkeit an sportlichen Übungen.

Falls Sie sowohl Ihre Kraft als auch Ihre Ausdauer trainieren wollen, sollten Sie darauf achten, daß Sie mit Ihren Geräten auch verschiedene Ergebnisse erzie-

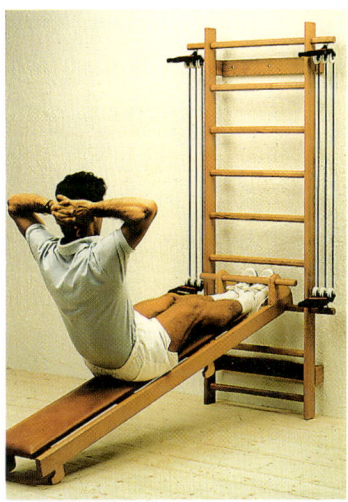

Sprossenwand mit Gymnastikbank

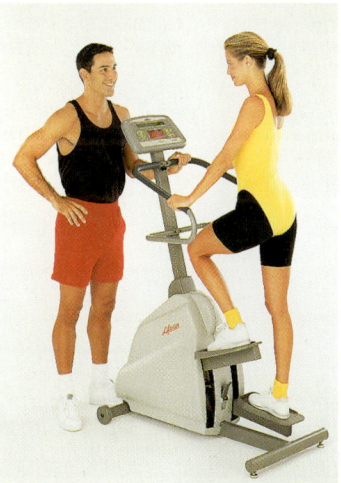

Stepgerät

Arbeitsanleitung: Fitnessraum planen

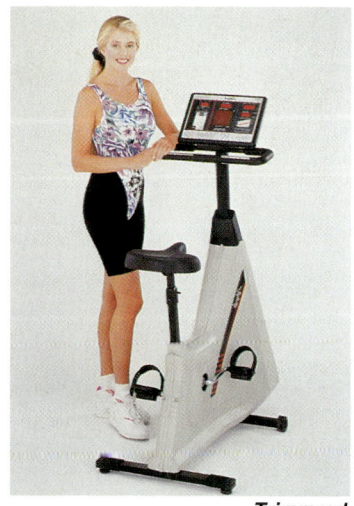
Trimmrad

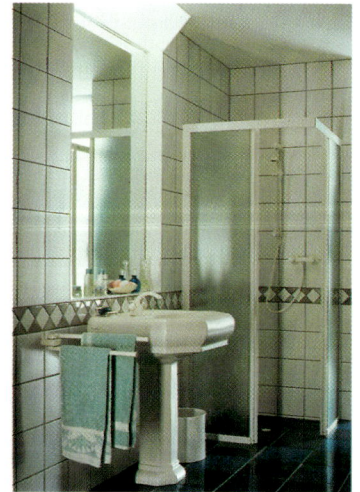
Duschbereich

len können. Denn fit sein heißt in erster Linie beweglich sein.

Profitip
Überdenken Sie vor der Ausbauphase Ihres Fitnessraums und dem Kauf der Geräte, welche Sportart Sie auch auf Dauer ausüben wollen. Nur so sparen Sie sowohl an Raum- als auch an Gerätekosten. Wenn Sie Ihren Fitnessraum im Keller ausbauen wollen, bedenken Sie auch, ob die Höhe des Raums für alle Geräte (z. B. Sprossenwand) ausreichend ist.

Mit einem Trimmrad oder einem Laufband können Sie beispielsweise Ihre Beinmuskulatur stärken und gleichzeitig etwas für Ihre Ausdauer tun.

Bedenken Sie, je mehr Geräte Sie zum Training benutzen möchten, desto mehr Raum benötigen Sie.

Da die Geräte einen bestimmten Platzbedarf festlegen, bedarf es für einen einigermaßen gut ausgestatteten Fitnessraum mindestens 15 m².
Jedes Gerät sollte leicht zugänglich sein, damit die Freude am Training nicht unter der räumlichen Enge leidet.
Zudem können in einem großzügig bemessenen Raum auch mehrere Personen gleichzeitig trainieren.

Planen Sie in Ihre Überlegungen darüber hinaus mit ein, daß Sie Ihre Trainingsmöglichkeiten später vielleicht erweitern möchten.

Sicherheitstip
Zu eng stehende Fitnessgeräte erhöhen das Verletzungsrisiko, da man sich leicht an Ihnen stoßen kann. Achten Sie auf genügend große Zwischenräume. Lassen Sie keine Stolperfallen (Hanteln, Expander) nach dem Training auf dem Boden liegen. Achten Sie auch darauf, daß die Geräte nicht die Saunatür versperren können.

Die Vielfalt an Heimtrainingsgeräten ist groß. Mit einem gut ausgerüsteten Fitnessraum sind Sie weder vom Wetter (z.B. beim Radfahren) abhängig noch müssen Sie eine Gebühr an ein Fitness-Studio entrichten. Die meisten Geräte, die im Handel angeboten werden, sind perfekt ausgestattet. Sie messen u. a. Ge-

Arbeitsanleitung: Fitnessraum planen

schwindigkeit, Streckenlänge oder Kalorienverbrauch. Die Angaben können Sie während und/oder nach dem Training auf leicht bedienbaren Displays kontrollieren. Zudem bietet beinahe jeder Gerätehersteller genaue Übungsanleitungen, mit deren Hilfe Sie Ihr Trainingsprogramm starten können.

Profitip
Einfache Fitnessgeräte, wie beispielsweise eine Sprossenwand, ein Bauchbrett oder einen Hantelhalter, können Sie selbst bauen. Hierzu verwenden Sie stabiles, splitterfreies Holz.

Sie können sich aber auch in einer Probestunde im Fitness-Studio verschiedene Übungen zeigen lassen, die Sie daheim wiederholen können.

Dusche
Der Einbau einer Dusche im Fitnessbereich bietet natürlich zusätzlichen Komfort. Wird der Fitnessbereich mit der Saunaanlage verbunden, so steht wahrscheinlich ohnehin eine Dusche zur Verfügung. Voraussetzung für den Bau einer Dusche sind jedoch vorhandene Wasserzu- und abläufe.

Boden, Wände und Raumklima
Wird der Fitnessraum nicht im Keller ausgebaut, so dämmen Sie seinen Fußboden gegen Trittschallübertragung auf die darunterliegenden Räume. Dämmstoffkörnung hat gegenüber herkömmlicher Trittschalldämmplatten den Vorteil, daß sie immer »paßt«, also ohne Verschnitt auch an schwierigsten Stellen einzubauen ist.

Ökotip
Als mineralisches Naturprodukt ist Dämmstoffkörnung ökologisch unbedenklich, sie kratzt und juckt bei der Verarbeitung nicht, ist chemisch neutral, frei von Fasern, FCKW und Schwermetallen, und sie ist unbrennbar (Baustoffklasse A1 nach DIN 4102); außerdem verrottet sie nicht und wird nicht von Ungeziefern angegriffen.

Entfernen Sie, wenn nötig, zuerst die alten Fußbodendielen oder sonstige Beläge über den Deckenbalken. Decken Sie dann die Balkenzwischenräume mit Packpapier oder einer dampfdurchlässigen Folie (keine PU-

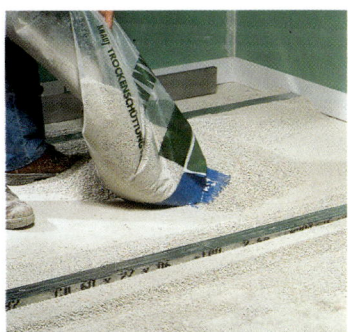

1

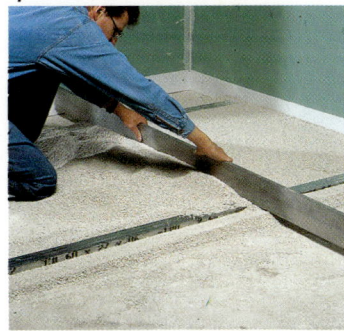

2

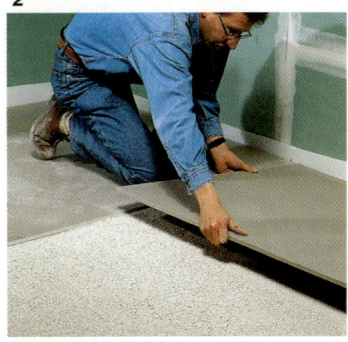

3

Arbeitsanleitung: Fitnessraum planen

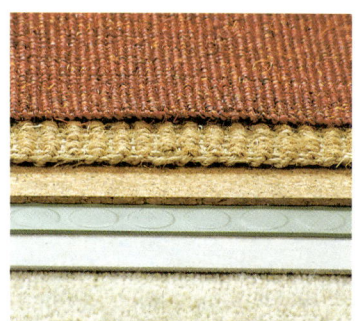

4

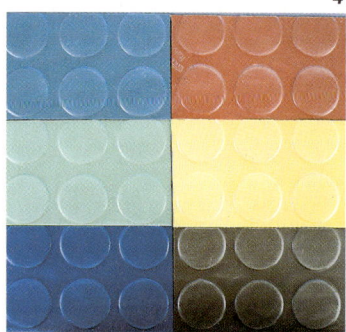

5

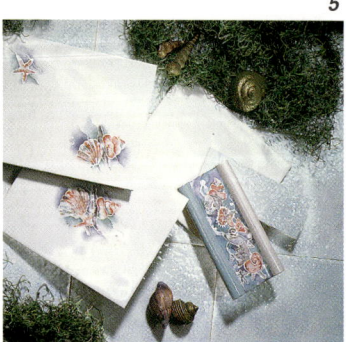

6

Folie) ab, so daß die Dämmstoffkörnung nicht durch eventuelle Ritzen oder Fugen in der Decke nach unten rieseln kann.

Sicherheitstip
Sie sollten bei den Arbeiten ausschließlich auf den Deckenbalken, nicht aber zwischen diesen stehen. Dort ist meistens lediglich eine Lattung oder ein Drahtgitter als Putzträger für den Deckenputz des darunterliegenden Raums angebracht.

1 Schütten Sie die Körnung in die Balkenzwischenräume. Verteilen Sie die Körnung dabei so, daß sie leicht über die Balkenlage hervorsteht.

2 Nachdem Sie alle Balkenzwischenräume gefüllt haben, ziehen Sie die Körnung mit einer geraden Latte über die Balken ab. Dabei verfüllt sich überschüssiges Material in die Fehlstellen. Wo dennoch Material fehlt, schütten Sie es einfach aus dem Sack nach.

3 Auf der planeben über die Balken abgezogene Fläche können Sie nun auf den Balken neue Holzdielen, Fertigparkett oder Trocken-Estrichelemente (wenn Sie den Boden nicht mit Holz gestalten möchten) verlegen.

4–6 Als Fußbodenbelag eignen sich besonders Naturmaterialien wie Kork, Holz oder Sisal, aber auch strapazierfähige Teppichböden und Linoleum- oder PVC-Bodenbeläge, wie sie auch in Turnhallen verwendet werden.
Die Bodenbeläge im eigentlichen Naßbereich sollten vor allem aus hygienischen Gründen gefliest sein (s. S. 26). Sie können die verschiedenen Wirkungen der unterschiedlichen Bodenbeläge zusätzlich durch kontrastierende Farben betonen. Oder Sie verbinden sie durch eine harmonisierende Farbgebung Ton-in-Ton.

Auch bei der Gestaltung der Wände Ihres Fitnessraums bieten sich zahlreiche Alternativen. Am einfachsten ist es, den Raum zu tapezieren und/oder zu streichen (wobei natürlich auch hier der Naßbereich eine Ausnahme machen sollte).

Sie können die Wände aber auch mit Nut- und Federbrettern verschalen und die Holzoberfläche ganz nach Ihren Vorstellungen

Arbeitsanleitung: Fitnessraum planen

behandeln (z. B. lasieren oder wachsen).

Ökotip
Verzichten Sie gerade in einem Raum, in dem Sie aufgrund Ihrer sportlichen Übungen viel Sauerstoff inhalieren auf lösungsmittelhaltige Holzschutzmittel. Der Handel bietet heute genügend ökologisch und gesundheitlich einwandfreie Mittel an.

Eine elegante Lösung, die den Raum auch optisch weitet, ist die Verspiegelung einzelner Wände. Diese Gestaltungsmethode bietet sich auch deshalb an, da sich in einer großen Spiegelfläche die eigenen Bewegungen während des Trainings perfekt kontrollieren lassen.

Profitip
Wird der Fitnessraum in Verbindung mit der Saunaanlage gebaut, so darf die heiße und verbrauchte Abluft aus der Saunakabine nicht in den Fitnessbereich, sondern nur ins Freie entlüftet werden.

Der Fitnessraum sollte leicht zu heizen sein und ein Fenster zum Lüften haben. Denn gerade im Fitnessraum kommt es entscheidend auf ein angenehmes Raumklima an. Wenn Wände und Boden Ihres Fitnessraums fertig sind, und Sie eine genügend helle und blendfreie Beleuchtung installiert haben, können Sie Ihre Fitnessgeräte aufbauen und montieren. Beachten Sie dabei, daß durch die Verwendung von Zugewichten und Expandergummis erhebliche Kräfte auf die mit Dübeln an der Wand oder im Boden befestigten Geräte einwirken. Eine Montage streng nach Herstellervorschrift und mit den angegebenen Befestigungsmitteln ist aus Sicherheitsgründen unbedingt erforderlich.

Und noch ein Tip: Nutzen Sie in den eigenen vier Wänden die zahlreichen Aromatherapien. Im Handel werden schon seit längerer Zeit verschiedene Kräuteraufgüsse für den Saunagang angeboten. Mit den unterschiedlichsten Kräuteraromen können Sie Krankheiten vorbeugen und Ihre Widerstandskräfte beleben.

Und nun viel Spaß und Erfolg beim Saunabaden und Training.

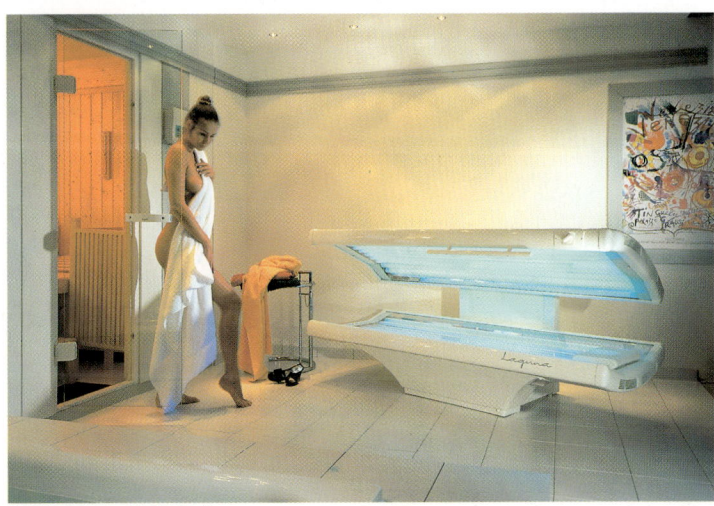

Ruheraum mit Solarium

Der Ruheraum

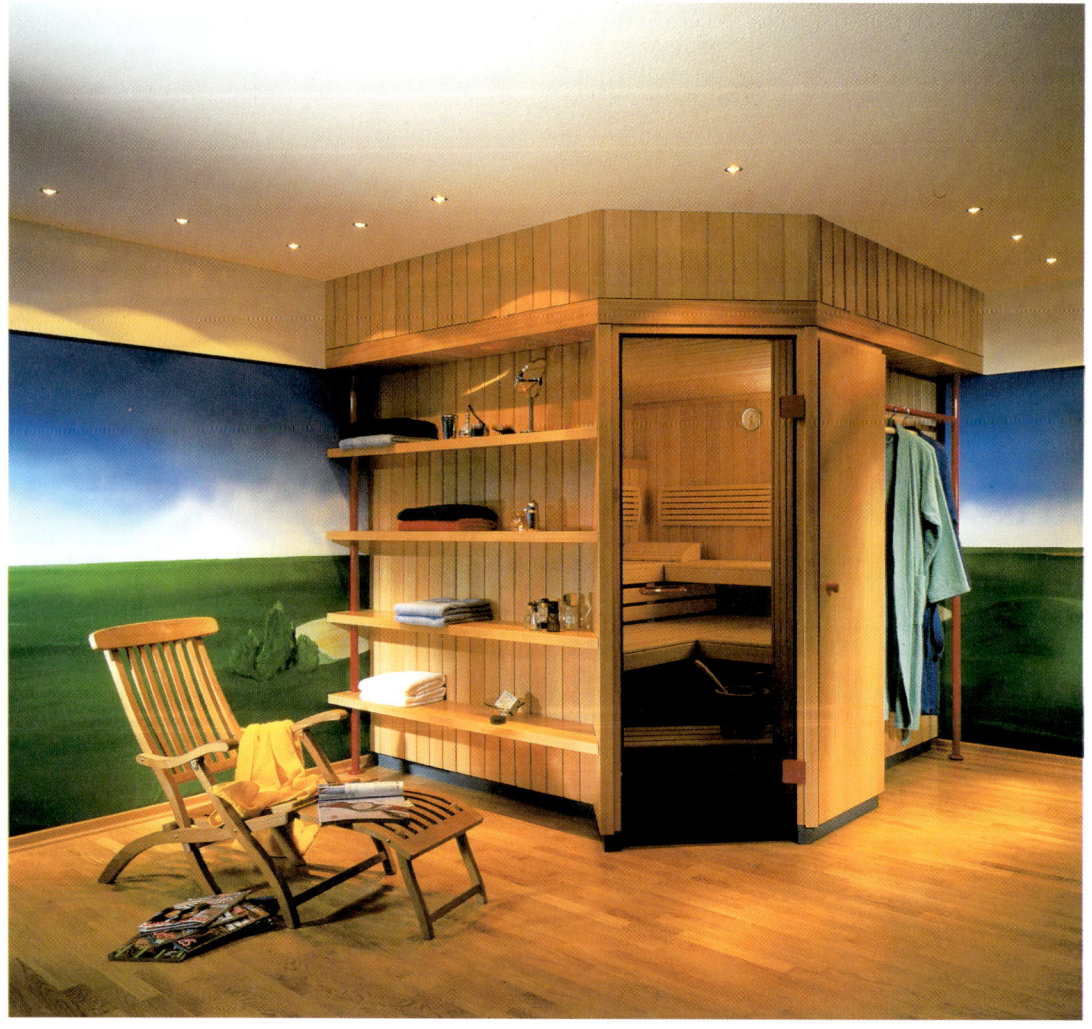

Sachwortregister

Wo finde ich was?

A
Abachi 24
Aufguß 9, 39
Aufstellungsort 48

B
Be- und Entlüftung 37
Beplankung 85
Beschichtungsmörtel 59
Blockbohlensauna 17
Bodenbeläge 26, 60
– aus Holz 28
– keramische 26
– textile 27
Bodenfliesen 68
Bodenrahmen 74
Brandsicherheit 36

D
Dämmplatten 64, 85
Dämmstoffe 29
Dampfbremsfolie 85
Dampfsperre 29
Dehnungsfugen 70
Dusche 91

E
Elektroleitung 45, 58, 86
Estrich 46
– Fließestrich 60
– Trockenestrich 64
– Zementestrich 48, 60

F
Faßsauna 17
Fertigteilbausätze 15, 19, 73
Feuchtigkeitssperren 50
Fitnessgeräte 89
Formaldehyd 20
Frischluftzufuhr 37

G
Gipsfaser-Ausbauplatten 84

H
Heizungsrohre 46
Holzarten 23
– Außenwandverkleidung 25
– Inneneinrichtung 24
– Möbel 25
– Saunakabine 23
Holzqualität 15, 19, 23

I
Inneneinrichtung 24

K
Kabinenboden 79
Korkplatten 84

L
Lasuren 20
Liegen 78
Lösungsmittel 20
Luftaustrittstemperatur 33

M
Materialbausätze 16, 19, 40
Materialbeschaffung 40
Materialliste 41
Montagevorbereitungen 44

N
Nordische Fichte 23

P
Pappelholz 24
Planungsbeispiel 49

R
Rahmenkonstruktion 24
Rahmenverbindungen 19
Rastermaße 14
Raumbedarf 89
Raumklima 91
Reparaturmörtel 44
Ruheraum 48

S
Saunahaus 18
Saunaofen 33
– Außenverkleidung 33
– Kontaktabschaltung 35
– Leistungsaufnahme 34
– Luftaustrittstemperatur 33
– RAL-Gütezeichen 35
– Steinbehälter 34
– Unterbankofen 34
Saunaphasen 8
Saunasteine 34
Silikonkautschuk 70
Sonderwünsche 14, 21
Spritzwasserbereich 66
Steckdosen 45, 58

T
Temperaturregelung 36
Teppichsiegel 28
Trittschalldämmung 84, 91

U
Unterputzdosen 45, 58

V
Verarbeitungsmerkmale 19
– Einrichtung 20
– Rahmenverbindungen 19
– Saunatür 20, 21
– Wärmedämmschicht 20, 29
– Wandelemente 20, 74
Verfugen 70

W
Wandfliesen 67
Wärmedämmschicht 20, 29
Wärmeleitfähigkeit 29
Wasseranlagen 48
Wasserleitung 44, 46

Z
Zubehör 38

Abbildungsverzeichnis

Die nachfolgend in alphabetischer Reihenfolge genannten Firmen haben Bildmaterial, graphische Vorlagen und Informationsmaterial zur Verfügung gestellt. Da sie damit zur Gestaltung dieses Buches beigetragen haben, möchten wir ihnen für diese freundliche Unterstützung danken. Wenn Sie Produkte und Materialien dieser Firmen bei Ihrem Fach- oder Heimwerkermarkt nicht erhalten, können sie sich auch direkt an sie wenden.

Dt. Rockwool Mineralwoll GmbH
Bottroper Str. 241
45964 Gladbeck: 83 (1), 85 (2)

Deutscher Saunabund e.V.
Kavalleriestr. 9
33602 Bielefeld: 11, 12, 13

Max Direktor
Gustav-Philipp-Str. 11
86633 Neuburg: 84 (1), 91 (2)

Engers Keramik GmbH
Brucknerstr. 43
56566 Neuwied: 84 (1), 92 (1)

Fels-Werke GmbH
Geheimrat-Ebert-Straße 12
38640 Goslar: 85 (1), 86 (3)

Grünzweig + Hartmann AG
Postfach 21
Dr. Albert-Reimann-Straße 20
68526 Ladenburg: 5 (1), 29 (2), 30, 64 (3), 65 (3), 88 (1)

Josef Hartmann
Am Eichet 2
86633 Neuburg-Rödenhof: 78 (1)

Kermi GmbH
Pankofen-Bahnhof 1
94447 Plattling: 90 (1)

Klafs Saunabau GmbH
Erich-Klafs-Straße 1–3
74523 Schwäbisch-Hall: 4 (2), 5 (1), 9 (2), 14, 17, 18, 19 (3), 22, 24 (3), 26, 27, 33, 34 (3), 35 (3), 36, 37, 45, 56, 72, 74 (3), 75 (2), 76 (2), 77 (3), 78 (1), 80 (2), 81, 82, 89 (1), 93, 94

Knauf Bauprodukte GmbH
Postfach 10
97343 Iphofen: 91 (3)

Knüllwald-Helo Sauna GmbH & Co.
Hüttenmühle
34593 Knüllwald-Wallenstein: 41

Joseph Kratz GmbH
Rottblitzer Straße 69
53604 Bad Honnef: 49, 50, 51, 52, 53, 54

Life Fitness Europe GmbH
Siemensstr. 3
85716 Unterschleißheim: 89 (1), 90 (1)

Lugato Chemie
Helbingstraße 60–62
20249 Hamburg: 58 (4), 59 (4), 60 (4), 61 (4), 63 (4), 66 (4), 67 (4), 68 (4), 69 (4), 71 (6), 87 (2)

Pavatex GmbH
Untere Grafenstraße 6
88299 Leutkirch: 29 (1)

Röger GmbH
Hardtstraße 41
74523 Schwäbisch-Hall: 7, 15, 16, 20 (3), 21 (4), 25, 28, 31 (2), 36, 38 (3), 39 (6), 83 (1), 88